五豆补五脏

超便捷的五脏调养方

黑豆补肾　黄豆补脾　绿豆补肝　白豆补肺　红豆补心

每天吃豆三钱，何需服药连年

主编　张　勋

中国科学技术出版社
·北京·

图书在版编目（CIP）数据

五豆补五脏：超便捷的五脏调养方 / 张勋主编. —北京：中国科学技术
出版社，2019.5（2024.6重印）

ISBN 978-7-5046-8263-5

Ⅰ.①五… Ⅱ.①张… Ⅲ.①五脏-豆制食品-食物养生 Ⅳ.①R247.1

中国版本图书馆CIP数据核字(2019)第054235号

策划编辑	焦健姿　王久红
责任编辑	焦健姿
装帧设计	华图文轩
责任校对	龚利霞
责任印制	徐　飞

出　　版	中国科学技术出版社
发　　行	中国科学技术出版社有限公司
地　　址	北京市海淀区中关村南大街16号
邮　　编	100081
发行电话	010-62173865
传　　真	010-62173081
网　　址	http://www.cspbooks.com.cn

开　　本	710mm×1000mm　1/16
字　　数	145千字
印　　张	13.5
版　　次	2019年5月第1版
印　　次	2024年6月第2次印刷
印　　刷	河北环京美印刷有限公司
书　　号	ISBN 978-7-5046-8263-5/R·2392
定　　价	48.00元

食疗经典 中医专家教你脏腑食疗保养经

编著者名单

黑豆补肾 · 黄豆补脾 · 绿豆补肝 · 白豆补肺 · 红豆补心

主　审　张湖德　张　滨

主　编　张　勋

副主编　张　星

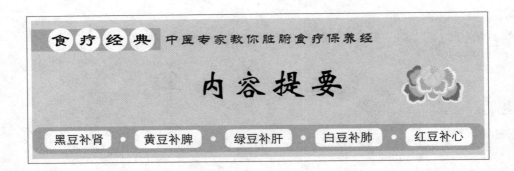

食疗经典　中医专家教你脏腑食疗保养经

内容提要

黑豆补肾 · 黄豆补脾 · 绿豆补肝 · 白豆补肺 · 红豆补心

民谚有"每天吃豆三钱，何需服药连年"之说，意思是说经常吃点豆类食品，不仅能够远离疾病，还可辅助治疗一些疾病。传统饮食也有"五谷宜为养，失豆则不良"的说法。

黑豆补肾　具有明显的补益肾脏、益阴活血、强筋健骨、安神明目功效。

黄豆补脾　可健脾宽中、益气补虚，经常食用还有助于延缓衰老，适用于面色无华、身体羸弱之人。

绿豆补肝　可清热解毒、下火消暑，常食能帮助排泄体内毒素，促进机体正常代谢。

白豆补肺　具有提高人体免疫能力等功能，对预防呼吸道疾病的发作、复发有很好的作用。

红豆补心　具有良好的利尿作用，能解酒、解毒，对心脏病和肾病、水肿均有一定调节作用。

本书主要介绍五种豆类的具体保健食疗功用及食谱、药膳等，可供广大读者日常保健参考阅读，是健康长寿必读书。

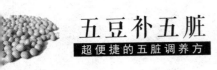

五豆补五脏
超便捷的五脏调养方

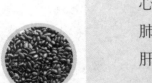

第四章　黑豆补肾

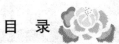

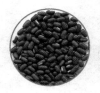
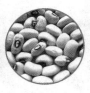

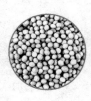

五豆补五脏
超便捷的五脏调养方

第 一 章

天人相应的营养观

人和自然相通应。建立以阴阳五行学说为指导、以脏象学说为核心、以经络学说为基础的调理阴阳、食药一体的营养观，才是天人相应的营养观。

黑豆补肾　　黄豆补脾　　绿豆补肝　　白豆补肺　　红豆补心

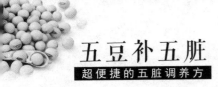

 # 人和自然相通应

《金匮要略》曰："夫人禀五常，因风气而生长，风气虽能生万物，亦能害万物，如水能浮舟，亦能覆舟。"气候既是人类生存必不可少的自然条件，也是导致疾病的重要因素。

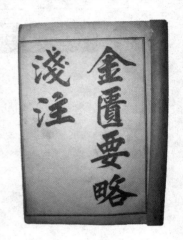

1 四时对机体的影响

人的健康或疾病与气候密切相关。24个节气的更替反映了寒、热、温、凉的天气变化，从而会对人的生理、病理产生影响。

● 四时与气血活动

气候变化对人体气血经脉的影响是显著的，天热时气血畅通易行，天寒时则气血凝滞沉涩。古人曰：春脉浮而滑利，好像鱼儿游在水波之中，夏脉则盛满如同万物茂盛繁荣，冬脉则沉伏在骨，犹如蛰虫藏伏得很深。

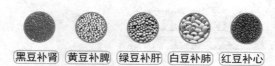

黑豆补肾 黄豆补脾 绿豆补肝 白豆补肺 红豆补心

● **四时与精神活动**

夏天气候闷热，常使人烦躁不安，倦怠懒散，思维抑制；连续的阴雨天使人烦恼消沉，情绪低落；江南春雨绵绵，使人多愁善感，感情丰富细腻。

● **四时与阴阳**

所谓"四时阴阳，指一年四时寒热温凉的变化，是由于阴阳之气消长所形成的，所以才有春之温、夏之热、秋之凉、冬之寒。"有学者指出，人体内环腺苷酸类似于中医学中的"阳"的概念，对机体功能起加强和促进作用，而环鸟苷酸则类似于"阴"的概念，起减弱和抑制作用。

● **四时对五脏的影响**

气候对五脏的影响是较为明显的，尤其是夏季人体新陈代谢最为活跃，室外活动多，能量消耗增大，导致出汗多，血液循环加快，从而心脏负担也较重。

● **四时与津液代谢**

春夏之季，人体气血津液趋向于体表，主要表现为皮肤开泄，多汗少尿等。这些气血津液代谢的变化，体现了人与自然的相统一。

古代的中医养生学家从实践中观察到，自然界事物的变化无不具有阴阳对立统一的两个方面。阴与阳的内在联系、相互作用

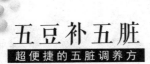
和不断运动，是事物生长、变化和消亡的根源。现存最早的中医经典著作《黄帝内经》对此论述颇详。《素问·阴阳应象大论》说："阴阳者，天地之道也，万物之纲纪，变化之父母，生杀之本始，神明之府也，治病必求于本。"作为自然之子的人类与自然界变化休戚相关，《灵枢·岁露》指出："人与天地相参也，与日月相应也。"为此，养生家告诫人们，只有顺应自然，调和阴阳，才能祛病延年。

2　顺应四时阴阳变化以养生

在日常生活中，必须注意与四时气候相适应，这是养生的重要原则。根据不同季节应采取不同的养生方法："春三月……夜卧早起，广步于庭，披发缓形，以使志生，此春气之应，养生之道也；夏三月……夜卧早起，无厌于日，使志无怒，此夏气之应，养长

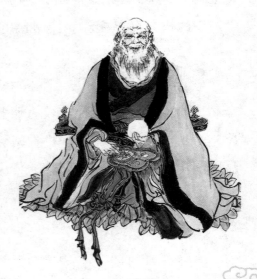

医道精讲　《素问·四气调神大论》说："夫四时阴阳者，万物之根本也。所以圣人春夏养阳，秋冬养阴。"

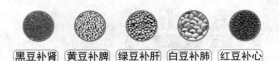

黑豆补肾　黄豆补脾　绿豆补肝　白豆补肺　红豆补心

之道也；秋三月……早卧早起，与鸡俱兴，使志安宁，以缓秋刑，收敛神气，使秋气平……此秋气之应，养收之道也；冬三月……早卧晚起，必待日光，使志若伏若匿……去寒就温，无泄皮肤……此冬气之应，养藏之道也。"此四季阴阳养生方法是极科学的。春夏正是阳气上升、万物繁茂、欣欣向荣时节，应早些起床，到林木葱茏、空气清新的园林或郊外，可散步，可舞剑，可打拳，进行动作轻柔舒缓的锻炼项目，可调节神志，舒筋活络，起到滋阴养阳、促进人体阳气充沛。秋冬之时阳气渐收，万物趋于收藏状态，在注意防寒保暖的同时，可外出跑步、登山，选择一些运动强度稍大的锻炼项目，有益于升阳养阴。

3　顺应昼夜时辰变化以养生

四时阴阳变化在一日昼夜晨昏之中也能体现出来。《灵枢•顺气一日分为四时》说："以一日分为四时，朝则为春，日中为夏，日入为秋，夜半为冬。"人体与此相应，人身之阳气有着生、长、收、藏的规律变化。养生应根据一日之中的"春、夏、秋、冬"和十二个时辰来进行。古时养生家注意摄取阳气，以子、丑、寅、卯、辰、巳六个时辰为佳。《服气杂法•秘要口诀》指出："凡服气皆取阳时，如此以阳炼阴，去三尸之患。"中医学认为，在六个阳气旺盛的时辰进行养生锻炼，可使真气聚于丹田之中。丹田为人体元神之门户，经络之枢纽。日日意守丹田，可使丹田阳气充盈，促使气机发动运行于任督两脉，通周天，达到调畅阴阳，通利经络，培元固本，益心安神，润肺滋肾，疏肝健脾的功效。但在另六个（午、未、申、酉、戌、亥）时辰属阴，阳气已衰，气门乃闭，不宜锻炼。

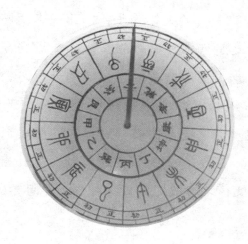

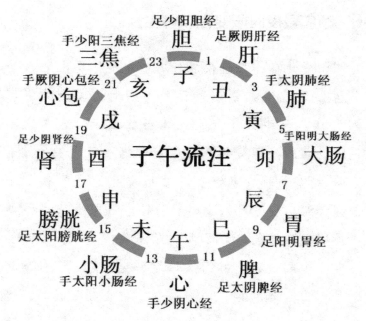

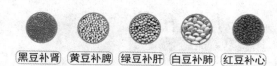

黑豆补肾 黄豆补脾 绿豆补肝 白豆补肺 红豆补心

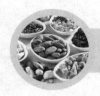

以阴阳五行学说为指导

阴阳，是古代哲学的一对重要概念，是用以认识世界和解释世界的一种世界观和方法论。《内经》说："阴阳者，有名而无形"，说明阴阳是一种属性概念，不代表某种具体事物。《内经》非常重视阴阳学说，认为任何事物内部无不存在着相互对立的两个方面，这两个方面的对立统一运动，是事物变化和发展的动力。《内经》说："阴阳者，天地之道也，万物之纲纪，变化之父母，生杀之本始，神明之府也。"阴阳是自然界的一般法则和规律，是万物生长消亡变化的纲领，阴阳二气对立统一的运动产生了万物，是一切事物新生和消亡的根本，也是自然界万物运动变化的内在动力。

阴阳学说，是我国古代的哲学理论，具有朴素的唯物辩证法思想，它贯穿于中医学理论体系的各个方面，同时也在饮食养生中得到广泛应用。

1 饮食分阴阳

长期生活经验的积累使人们认识到：凡是能够减轻或消除热证的食物都属于寒性或凉性，如平素经常吃到的肉类中的猪肉、

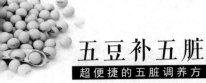

鸭肉；菜类中的菠菜、黄瓜，以及水果类的西瓜和梨等都属于寒性食物。寒性食物、凉性食物皆属于阴，因为阴代表着向下、沉静、黑暗、寒冷、内向的一方。属阴的食物可以治疗热证，如苦瓜可以治疗暑热证、梨可以滋阴润燥等。与其相反的是，凡能够减轻或消除寒证的食物则属于温性或热性食物，如牛肉、鸡肉、羊肉、狗肉、胡萝卜、丁香、生姜、饴糖等。温性食物、热性食物皆属于阳，因为阳代表着向上、主动、光明、炎热、外向的一方。一般来说，属阳的食物可以治疗寒证，如羊肉可以治疗怕冷、手脚冰凉等。

在常吃的食品中，常见的温性食品和寒性食品有以下几类。

分　类	食　品	
温 性 食 品	小麦粉、各种酒类、豆油、醋、葱、姜、蒜、胡萝卜、韭菜、葡萄、荔枝、大枣、莲子、核桃、李子、栗子、乌梅、桃子、橘子、龙眼肉、橄榄、牛肉、羊肉、驴肉、狗肉、鹿肉、鲫鱼、黄鳝、虾、鲥鱼、西红柿、草莓等	

黑豆补肾　黄豆补脾　绿豆补肝　白豆补肺　红豆补心

（续表）

分　类	食　品	
寒 性 食 品	小米、玉米、绿豆、苦荞麦、豆腐、豆浆、豆豉、油菜、黄瓜、丝瓜、苋菜、茄子、芋头、竹笋、西瓜、冬瓜、香蕉、梨子、菱角、藕、广柑、甘蔗、银杏、柿饼、百合、兔肉、蛇肉、鳗鱼、螃蟹、龟、甲鱼、牡蛎、芹菜、扁豆、茭白、西葫芦、萝卜、菠菜、大白菜等	
平 性 食 品	粳米、糯米、黄豆、黑豆、豇豆、南瓜、山药、葫芦、枇杷、青梅、猪肉、鲤鱼、银鱼、乌贼等	

　　总之，在日常生活中，要根据阴阳偏盛的具体情况，分别选用寒、热及平性食物，以物之偏来调节人体阴阳的偏盛或不足，但应适可而止，勿使过度，宜"用寒远寒，用热远热"。

　　此外，在食品制作过程中，也应调节阴阳，使之不要寒热过极。例如，在助阳食品中，加入青菜、鲜笋、白菜、冬瓜、鲜果汁以及各种瓜类甘润之品，这样能中和或柔缓温阳食物辛燥太过之偏。而在养阴食物中。加入花椒、胡椒、茴香、干姜、肉桂等

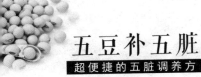

辛燥调味品，则可克制或调和养阴食品滋腻太过之偏。正如《内经》所说："故智者之养生也，必顺四时而适寒暑，和喜怒而安居处，节阴阳而调刚柔。如是，则僻邪不至，长生久视。"

② 寒热过极、阴阳失调有碍健康

人体的阴阳是相对动态平衡的，如果吃的食物温度过凉或过热，则会打乱阴阳的这种协调关系，影响人的身体健康，甚至会造成病态。

长期吃过热过烫的食品，可以对口腔、食管、胃黏膜造成物理性损害，形成慢性口腔黏膜炎症、口腔黏膜白斑、慢性食管炎、慢性萎缩性胃炎等病症，病程日久，甚至可以发生癌变。如在饮酒或吸烟的同时饮过热的茶水，则对上消化道、口腔等损伤更大。

如果吃过于寒凉的食品，可使消化道内的温度急剧下降，胃肠的血管迅速痉挛、收缩，血流量减少，从而使生理功能失调，影响人体对饮食物的消化和吸收。同时还会使消化腺的分泌功能降低，胃酸、胃蛋白酶、小肠淀粉酶、脂肪酶以及胆汁、胰酶的分泌减少，导致

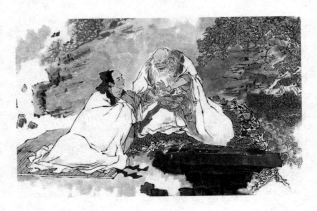

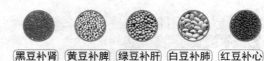

黑豆补肾　黄豆补脾　绿豆补肝　白豆补肺　红豆补心

消化功能紊乱。尤其是小儿，因其脏腑娇嫩，脾常不足，如过食寒凉、嗜啖瓜果生冷，则会损伤脾阳，壅滞中州，气机升降失调，还可影响到脾胃的受纳及运化功能，以致造成不思饮食、呕吐流涎、腹泻便溏、消化不良、面黄肌瘦、营养不良、抵抗力差、易感外邪等病变。此外，胃肠道由于受到寒冷的刺激，可以变得蠕动失控、运动失调，日久可以诱发慢性胃痛、腹痛、腹泻以及营养不良等病证。

在炎热的夏季，人们往往喜欢把食物放入冰箱内冷冻后食用，其实，这样不仅损伤脾胃阳气，而且极不卫生。尽管大多数细菌都是嗜热菌，喜欢在20～30℃的温热条件下生长繁殖，但大肠埃希菌却可以在很低的温度下（如在冰箱的冷藏室内的温度下）繁殖，这种细菌引起的肠道疾病与沙门菌引起的极为相似，并伴有类似阑尾炎、关节炎等病的疼痛症状。因此，经过冰箱冷冻过的食品也应加热以后再食用，以防对人体健康造成损害。

3　寒温适中，可有益健康

由于人们体质、生活习惯的不同，在饮食温度的选择方面也要顺应个体的差异。如有的人稍进温热食品即大汗淋漓；而有的人在进食较热的食品后自觉胸腹舒畅、身体舒适；有的人稍进寒凉食品就脘腹冷痛不舒、四肢不温、腰背酸楚；而有的人吃完寒凉食物后自觉神清气爽、体态安和。这些虽然是由于体质的偏寒与偏热造成的，但总应以适中为度，以免过则为灾。

五豆补五脏
超便捷的五脏调养方

　　寒温适中这一食忌原则还要求食品温度也要顺应四时阴阳的变化。《饮膳正要》中说："春气温,宜食麦以凉之;夏气热,宜食菽以寒之……冬气寒,宜食黍以热性治其寒。"这段话说明了由于四时气候对人体的生理、病理有很大影响,所以,在不同季节应选择不同的饮食品种及温度,以适应人体内阴阳的变化。

　　此外,寒温适中的食忌原则对妇、幼、老、弱的预防保健和康复也有一定的积极意义。小儿属稚阴稚阳之体,纯阴纯阳,易寒易热,故饮食寒热不可过极,以免造成阴阳偏盛或不及;妇女在经期及胎前产后等特殊时期,饮食更应寒热适中,以免寒凝气滞血阻或温热助阳动血,造成痛经、经

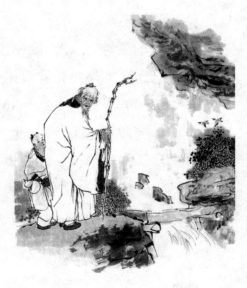

闭、宫寒不孕或胎动不安、早产、流产、胎萎不长等病证;老年人脾胃消化功能虚弱,食品应温暖熟软,忌寒凉黏硬,以免食物不化、吸收不良及精、津、气、血化源不足,造成营养不足,体

精医讲道　　《素问·生气通天论》言:"阴不胜其阳,则脉流薄疾,并乃狂;阳不胜其阴,则五脏气争,九窍不通。"

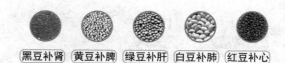

黑豆补肾　黄豆补脾　绿豆补肝　白豆补肺　红豆补心

质虚弱；体弱之人，虽有阴阳气血不足之分，但也应寒温适中，以免食物过寒过热，损其不足，益其有余，形成变证。

中医养生理论认为，阴阳平衡是人体健康的基本标志，只有脏腑经络气血处于总体平衡状态，人体才能健康无病，不易衰老。为此，《内经》提出了相应的人体健康标志："阴阳匀平，以充其形，九候若一，命曰平人。"大意是说阴阳平衡的人气血充沛，寸口脉、人迎脉等九处脉象基本上一致，这种人才是健康无病的"平人"。"平人"的气血运行上下和谐，脏腑经络功能正常，形肉气血十分协调。既然机体阴阳平衡标志着健康，那么平衡的破坏自然也就意味着疾病的发生。事实上，传统中医学的病理观正是把机体内外的阴阳双方失去相对的动态平衡而导致阴阳偏盛或偏衰视为致病之因的。当阳胜阴的时候，就会导致血脉流动急促，甚至令人发狂；当阴胜阳时，则会造成五脏脏气不和、九窍不通的病证。所以，中医理论认为疾病发生的根本原因就是阴阳失衡造成的。

由于传统中医理论的核心在于掌握阴阳变化规律，围绕协调阴阳进行辨证论治，以便恢复机体原有的阴阳平衡的健康状态。因此，在此基础上产生的传统养生理论，也就同样以协调阴阳为自己最根本的指导原则。《素问•生气通天论》言："凡阴阳之要，阳密乃固，两者不和，若春无秋，若冬无夏，因而和之，是谓圣度。"所谓"圣度"，实质上就是把协调阴阳当作养生长寿的最高准则。

在中医传统养生文化中，饮食调养具有十分重要的作用，而

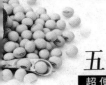

这种饮食调养的指导原则同样是阴阳平衡理论。在古代养生家看来，各种食物和中药一样，具有寒、热、温、凉四性之异，以及酸、苦、甘、辛、咸五味之分。如果食物的性味配合得当，则有助于保持人体的健康。

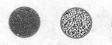

黑豆补肾　黄豆补脾　绿豆补肝　白豆补肺　红豆补心

以脏象学说为核心

　　中医学认为，人体是以五脏为核心构成的一个极为复杂的统一体，它以五脏为主，配合六腑，以经络联系躯体组织器官，形成五大系统。这就是中医学系统论的一部分。因此要说中医养生就不得不说五脏之间内在的联系和相互资生的关系。

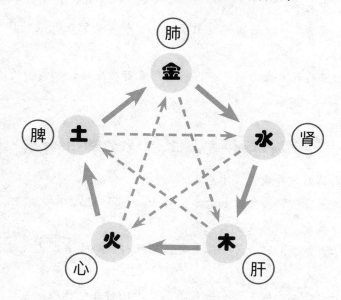

五行相生，五脏相互资生

▲木生火

即肝木济心火，肝藏血，心主血脉，肝藏血功能正常有助于心主

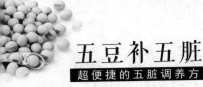

血脉功能正常发挥。

▲火生土

即心火温脾土，心主血脉、主神志，脾主运化、主生血统血，心主血脉功能正常，血能营脾，脾才能发挥主运化、生血、统血的功能。

▲土生金

即脾土助肺金，脾能益气，化生气血，转输精微以充肺，促进肺主气的功能，使之宣肃正常。

▲金生水

即肺金养肾水，肺主清肃，肾主藏精，肺气肃降有助于肾藏精、纳气、主水之功。

▲水生木

即肾水滋肝木，肾藏精，肝藏血，肾精可化肝血，以助肝功能的正常发挥。

这种五脏相互资生的关系，就是用五行相生理论来阐明的。

五行相克，五脏间的相互制约

▲心属火，肾属水，水克火

即肾水能制约心火，如肾水上济于心，可以防止心火之亢烈。

▲肺属金，心属火，火克金

即心火能制约肺金，如心火之阳热可抑制肺气清肃之太过。

▲肝属木，木克土

即肝木能制约脾土。如肝气条达可疏泄脾气之壅滞。

▲肾属水，脾属土，土克水

即脾土能制约肾水，如脾土的运化能防止肾水的泛滥。

这种五脏之间的相互制约关系，就是用五行相克理论来说明的。

黑豆补肾　黄豆补脾　绿豆补肝　白豆补肺　红豆补心

1 五季与五脏

春宜升补 → 春季阳气初生，大地复苏，万物生发向上，内应肝脏，应根据春季的特性，因势利导，应用桑叶、菊花、生姜等升散之品以充分调动人体的阳气，使气血调和。

夏宜清补 → 夏季炎热、火邪炽盛，万物繁茂，内应心脏，应根据夏令之时，人体脏腑气血旺盛，采用金银花、荷叶、莲子等清淡、清热之品调节人体阴阳气血。

长夏宜淡补 → 长夏时值夏、秋之际，天热下降，地湿上蒸，湿热相缠，内应脾脏，应采用赤小豆、绿豆、藿香等淡渗之品利湿健脾，以达到气血生化有源。

秋宜凉补 → 秋季阳气收敛，阴气滋长，气候干燥，内应肺脏，此时五脏刚从夏季旺盛的代谢中舒缓过来，应采用百合、黑芝麻等滋阴生津之品，以调节夏季脏腑功能的失调。

冬宜温补 → 冬季天气寒冷，阳气深藏，内应肾脏，此时应根据冬季封藏的特点，以龙眼肉、核桃仁、阿胶等温补之品来滋补人体气血之不足，使脏腑的气血旺盛。

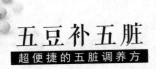

2 五味与五脏

◆ 酸生肝

酸味食物有增强消化功能和保护肝脏的作用。常吃不仅可以帮助消化，杀灭胃肠道内的致病菌，还有防感冒、降血压、软化血管之功效。以酸味为主的酸梅、石榴、西红柿、山楂、橙子均含有维生素C，可防癌、抗衰老、防止动脉硬化。

◆ 苦生心

古有"良药苦口"之说，中医学认为苦味食物能泄、能燥、能坚阴，具有除湿和利尿的作用。如陈皮、苦杏仁、苦瓜、百合等，常吃能防止毒素的积累，防止各种疮症。

◆ 甘入脾

味甘的食物可以补养气血、补充热量、解除疲劳、调胃解毒，还具有缓解痉挛等作用，如红糖、龙眼肉、蜂蜜、米面食品等，都是补甘食物的不错选择。

◆ 辛入肺

中医学认为辛味食物有发汗、理气之功效。人们常吃的葱、姜、蒜、辣椒、胡椒，均是以辛味为主的食物，这些食物既能保护血管，还有调理气血、疏通经络的作用，经常食用，可预防风寒感冒，但患有痔疮便秘、神经衰弱者不可食用。

◆ 咸入肾

咸为五味之冠，百吃不厌。中医学认为咸味食物有调节人体细胞和血液渗透、保持正常代谢的功效。咸味有泄下、软坚、散结和补益阴血等作用。如盐、海带、紫菜、海蜇等属于咸味食品。

3 以脏补脏

传统饮食治疗学早就认识到动物的脏器与人体的脏器在形态、组织、功能上十分相似，当人体内脏功能发生病变时，用相应的动物脏器来治疗，或单独使用，或配伍使用，或作为治病，或作为补益，往往收到很好的疗效。上述理论又称以形治形、以形补形、以脏治脏、脏器疗法等。各种动物脏器虽对人体相应脏腑器官具有作用，但各有其偏重点，有的偏于补血，有的偏于补气，有的偏于补阴，有的偏于补阳。

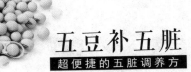

以经络学说为基础

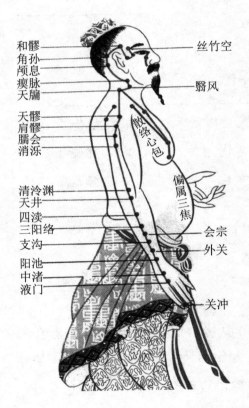

经络是经脉和络脉的总称。经有"径"的含义，比如路径，经脉贯通上下、沟通内外，是经络系统的主干；络有"网"之义，比如网络，是经脉别出的分支，纵横交错，遍布全身，为经络系统比较细小的分支。经络上下贯穿，内外沟通，内连五脏六腑，外系四肢百骸，将人体所有的内脏、器官、皮毛、筋骨等连结成了一个完整、有机的统一整体，并借以行气血、营阴阳，使人体各部的功能活动得以保持协调和相对的平衡，以进行正常的生命活动。

"行气血、营阴阳"就是经络的主要功能，但气血来源于饮食。那么，胃所受纳的饮食物又是怎样变为气血、运行于周身的呢？关于这一点，《内经》里有清楚的描述。《素问·经脉别论》

（图中标注）

和髎　角孙　颅息　瘈脉　天牖　天髎　肩髎　臑会　消泺　清泠渊　天井　四渎　三阳络　支沟　阳池　中渚　液门

丝竹空　翳风　散络心包　偏属三焦　会宗　外关　关冲

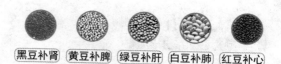

黑豆补肾　黄豆补脾　绿豆补肝　白豆补肺　红豆补心

说："食气入胃，散精于肝，淫气于筋；食气入胃，浊气归心，淫精于脉，脉气流经，经气归于肺。肺朝百脉，输精于皮毛，毛脉合精，行气于腑，腑精神明，留于四脏，气归于权衡，权衡以平，气口成寸，以决死生。饮入于胃，游溢精气，上输于脾，脾气散精，上归于肺，通调水道，下输膀胱。水精四布，五经并行，合于四时五脏阴阳，揆度以为常也。"以上经文再清楚不过地说明了饮食与经络的密切关系，即经络是饮食经过胃肠消化吸收后的运行通道，人体营养物质运行的大通道。

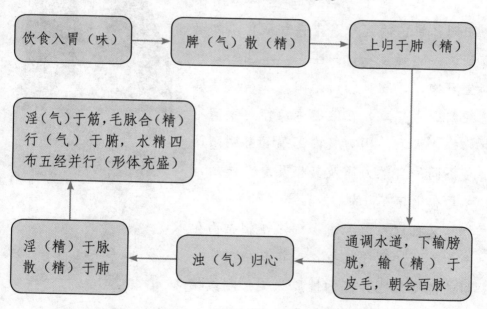

当饮食物经脾胃消化，其精微物质运送到心、肺、肝乃至肾，其糟粕经大小肠进一步消化后排出体外，肺主气，通过气化作用，将水谷精微和水液敷布于脏腑经络乃至皮毛，其多余的水液至膀胱排出体外。

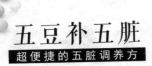

调理阴阳的营养观

阴阳思想在中国传统哲学中占有重要地位。

古代大多数哲学家都坚持运用阴阳阐释宇宙的起源、生存和演化，如老子说："道生一，一生二，二生三，三生万物，万物负阴而抱阳。"（《道德经》四十二章）在他看来，作为宇宙本原的"道"，因为其内部蕴涵着阴阳两种不同的自然力质及其相互激荡作用，才具有化育万物的功能。

又如《系辞》说："刚柔相推而生变化"，"刚柔相推，变在其中矣"。阳的性质为刚，阴的性质为柔；刚柔相互作用而推动事物的变化，也就是阴阳推动的变化。故《系辞》进一步说："一阴一阳之谓道。"这就使阴阳学说具有宇宙观和方法论的意义。

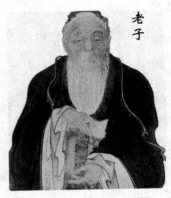

老子

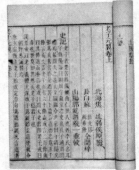

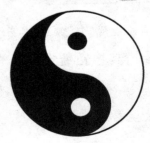

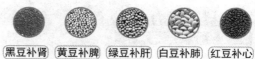

黑豆补肾 黄豆补脾 绿豆补肝 白豆补肺 红豆补心

1 阴阳学说的思维结构特点

既然阴阳学说具有宇宙观和方法论的意义，那么它就是一种定型化的思维结构。这种思维结构有以下特点。

● 强调阴阳是事物发生改变的内在动力

按照阴阳思维结构，宇宙万物作为一个整体，其生成运动变化既不是神的意志，也不是来自外力的推动，而是由阴阳两种力量相摩相荡产生的"自发性"的自我运动过程。这正如后来朱熹所说："阴阳虽是两个字，然却是一字之消息，一进一退，一消一长，进处便是阳，退处便是阴，长处便是阳，消处便是阴；只是这一气之消长，做出古今天地间无限事来。"（《朱子语类》卷九十八）

● 注重对立的平衡和谐

重现自然万物的对立统一性，强调"阴阳一体""阴阳平衡"。《乾•象传》说："乾道变化，各正性命，保合太和，乃'利贞'。"所谓"乾道变化"，就是天道的变化，也就是阴阳对立统一规律的变化。由于这种变化，乃使万物各得其属性和生

医道精讲

《灵枢•终始》又言："所谓平人者不病，不病者……本末之寒温相守司也，形肉血气必相称也，是谓平人。"

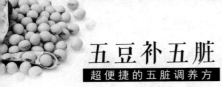

命。换言之，万物各得其所的生命和属性是阴阳对立面正而不偏之"太和"的结果，唯有保持住阴阳正而不偏的这种合和，才会使这种生命和属性存在而不致夭折。后来，宋·朱熹又对此解释说："'务正'者，得于有生之初。'保合'者，全于已生之后。"（《周易本义》卷一）由此看来，"阴阳一体""阴阳平衡"应是天地大化流行的根本，是矛盾运动的最佳状态和事物稳定发展的基本保证。

● 始终把阴阳作为一种系统结构来看待

在宇宙系统方面，所谓"天地合而万物生，阴阳接而变化起"（《荀子·礼论》），就是把整个世界视作内含阴阳矛盾的大系统。在社会系统方面，像董仲舒所说的"是故明阴阳入出、实虚之处，所以观天之志"，"列官置吏，必以能行，若五行。好仁恶戾，任德远刑，若阴阳"（《春秋繁露·天地阴阳》），就是以阴阳为骨架把天人看作相对应的大系统。如果把这些内容同上面的两点联系起来看，阴阳思想无论把阴阳矛盾视作事物变化的动因，抑或注重阴阳对立面的平衡和谐，都始终将阴阳放到两者互相联系、互相制约的关系中来加以把握。这样，阴阳系统不仅具有自体组织的功能属性，同时也使阴阳和谐成了这个自体组织功能系统的最优表现状态，而这种最优状态正是这个自体组织功能系统得以维持自身生存的必要机制与其所求的最终目标。

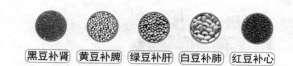

黑豆补肾　黄豆补脾　绿豆补肝　白豆补肺　红豆补心

2 《内经》阴阳学说对中医学原理系统阐发的贡献

● 人体结构方面

《内经》中说："人生有形，不离阴阳。"从人体部位上看，上部、外部、背部为阳，下部、内部、腹部为阴。头为阳，足为阴。胸为阳，腹为阴。体表为阳、内脏为阴，等等。从组织器官来看，六腑为阳，五脏为阴。气为阳，精、血、津液为阴。在五脏中，心、肺为阳（居上），肝、肾为阴（居下）。在上的心、肺又分为阳中之阳——心，阳中之阴——肺；在下的肝、肾又分为阴中之阳——肝，阴中之阴——肾。脾为至阴。

● 物质与功能方面

构成人体的每个组织器官又分阴阳。阳表示组织器官的功能，阴则为组织器官的物质组成。以心为例，推动心血向全身运行的心气、心阳为阳，代表了心的功能——主血脉；心血、心阴和心的实质器官为阴，是生成心气、心阳的物质基础。其他脏器也是如此。

> **医道精讲**　正常情况下"风、寒、暑、湿、燥、火"称为"六气"，如果它们过分亢盛，就变成致病的"六淫"。淫者，过分也。

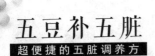

● 病因、病理方面

中医将感冒、肺炎、肠炎、痢疾等由于感染而发生疾病的致病因子称为"六淫"之邪。六邪中的风、暑、燥、火为阳邪，寒、湿为阴邪。阳邪易犯上，阴邪易侵下。阳邪致病多表现为发热、口渴、便燥；阴邪致病多表现为畏寒、疼痛。

正常人体内阴阳应处于相对平衡状态，这种平衡一旦失调就会出现阳亢或阴盛现象，通常是"阳胜则热""阴胜则寒"，也会出现"阳虚则外寒""阴虚则内热"的所谓"虚寒"（阴证）或虚热（阳证），这是由于阳不足相对阴盛、阴不足相对热盛导致的。

内伤杂病也会损伤人体阴阳。例如，长期肝郁化火、肝阳上亢会出现面赤目红、急躁易怒、血压上升、脉弦而数、舌苔黄等症状。

● 诊断方面

中医看病要通过望（神、色形态）、闻（气味、声音）、问（询问病史）、切（切脉、触诊）综合所见之后再下诊断。例如，面色红为阳，苍白为阴；感热邪面红，感寒邪面青。声音洪亮、吵闹不休为阳，言语低微、少言寡语为阴。排泄物恶臭为阳，腥味为阴。脉象中浮、数、洪、大为阳，沉、迟、涩、细为阴。因此，中医辨证强调"察色按脉，先别阴阳"。

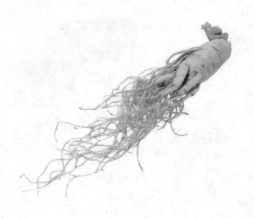

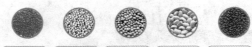

黑豆补肾　黄豆补脾　绿豆补肝　白豆补肺　红豆补心

尽管中医有许多学派，但无论哪一派在诊断时均要应用阴阳理论。例如，以汉代名医张仲景的《伤寒杂病论》为指导的"伤寒派"，采用"六经"辨证（太阳、阳明、少阳、少阴、太阴、厥阴）。另有一种称"八纲"辨证，以阴、阳、表、里、寒、热、虚、实为八纲，这八纲中以阴阳为总纲，因为其中的表、热、实可归为阳，里、寒、虚可归为阴；阴阳变化细微无穷，表中可分表虚、表实，里中又分里虚、里实等。

● 药理方面

中医用"四性五味"来给药物定性。四性（又称"四气"）包括寒、热、温、凉；五味包括辛（辣）、甘（甜）、淡、酸、苦、咸（实际上是六味）。四性中的寒、凉属阴，温、热为阳；五味中的辛、甘、淡为阳，酸、苦、咸为阴。根据中医"寒者热之""热者寒之""虚则补之""实则泻之"的治疗原则，热证（阳）用寒凉药（阴），寒证（阴）用温热药（阳），虚证（阴）用补益药（阳），实证用泻散药（阴）。由于病情多变，治法也应随之改变，辨证用药千变万化。当然，单纯用阴阳来概括复杂的病因、病理、治法、用药尚不全面，今天中医看病还要结合许多现代医学知识。

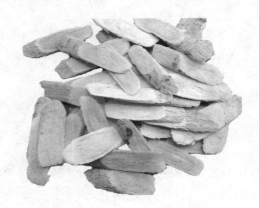

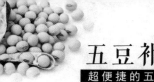

 # 食药一体营养观

《内经》认为，掌握机体阴阳盛衰的变化规律，围绕调理阴阳进行食补养生，以使机体保持"阴平阳秘"是食疗理论的核心，如《素问·至真要大论》指出："谨察阴阳所在而调之，以平为期。"传统食疗可概括为补虚和泻实两大方面。例如，益气、养血、滋阴、助阳、填精、生津诸方面可视为补虚；而解表、清热、利水、泻下、祛寒、祛风、燥湿等方面则可视为泻实。或补或泻，无一不是在调整阴阳，以平为期。

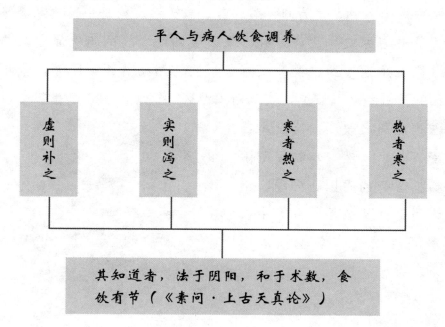

平人与病人饮食调养

虚则补之　实则泻之　寒者热之　热者寒之

其知道者，法于阴阳，和于术数，食饮有节（《素问·上古天真论》）

028

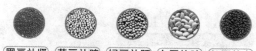

黑豆补肾　黄豆补脾　绿豆补肝　白豆补肺　红豆补心

在具体进行食疗时，因为食物与药物的性能相通，来源一样，均属天然产品，具有同一的形、色、气、味、质等特性。因此《内经》非常强调食药一体，药食同用，即将食物与药物相结合进行食疗搭配和药食调制制备。如《内经》所载十三方，有一半涉及食物，而且分属谷类、水产类、禽蛋类、膏煎类等数种。最具代表性的食疗专方："四乌贼骨一藘茹丸"是针对精血气尽耗、肝肾脾肺俱伤的血枯（精血枯竭，月经闭止）的病证，而采用药食同用的方法配方。方中，乌贼骨（海螵蛸）、藘茹（茜草）收敛止血；藘茹活血通经；麻雀卵气味甘温能补益精血；鲍鱼，甘咸性平，能通血脉益阴气，煮汁饮之；诸药通女子经闭。全方合用则有补精气血、强肺肝肾、活血通经的作用，故可治上证。再如，半夏秫米汤用治失眠，也是食疗一体的方子。张仲景的名方"甘麦大枣汤"（治疗脏躁病）、"当归生姜羊肉汤"（治疗妇女脏寒证）等，都是在《内经》这种"食疗一体"思想指导下创制的。

食物同药物一样，是古代劳动人民在长期的生活实践中为生存、繁衍的需要，从众多的动、植物中筛选出来的，这种选择有益食物，摒弃有害食物的阶段，就是原始食疗思想的萌芽过程。《礼纬·含文嘉》中记载："燧人氏始钻木取火，炮生而熟，令人无腹疾"，这种由生食到熟食的过渡，就是最原始的食疗。相传商代伊尹以姜、桂等作烹调原料，既用来调味，又作药用，并由此创造了治病的汤液。《周礼·天官》中载有专管食疗的医官即"食医"，并指出要"以五味、五谷、五药养其病"，把药、食

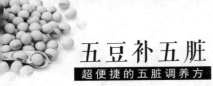

相提并论，已充分注意到饮食与治病的关系了。可见，古代就有"医食同源"的说法，后世医家及著作又进一步丰富、发展了该理论，形成了以中医基础理论为指导，具有鲜明中医特色的中医食疗营养学。

在具体进行食疗中，因为食物与药物的性能相通，来源一样，均属天然产品，具有同一的形、色、气、味、质等特性，因此《内经》非常强调食药一体、药食同用，即将食物与药物相结合进行食疗搭配和药食调制。

食忌与四气的关系，简单地讲，就是饮食疗法也和药物疗法一样，不能"治寒以寒，治热以热"，以温热食物来治疗火热内盛的疾病，犹如负薪救火，愈演愈烈；以寒凉食物来治疗阴寒偏盛的疾病，犹如雪上加霜，火上浇油。《饮膳正要》说："饮食百味，要其精粹，牢其有补益助养之宜，新陈之宜，温凉寒热之性，五味偏走之病。若滋味偏嗜，新陈不择，制造失度，俱皆致病。"还说："可者行之，不可者忌之，如妊妇不慎行，乳母不忌口，则子受患。若贪爽口而忘避忌，则疾病潜生而中，不悟有年之身，而忘于一时之味，其可惜哉。"此乃至理名言。

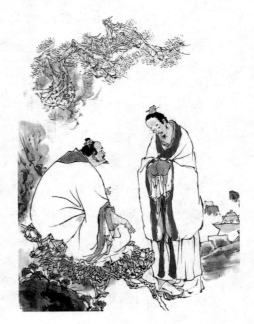

五豆补五脏
超便捷的五脏调养方

第 二 章

豆类的营养价值

民谚谓："要长寿，吃大豆"。豆类的营养价值非常丰富，含有丰富的蛋白质、糖类、脂类、维生素及矿物质，是最佳的健康食品。

黑豆补肾　黄豆补脾　绿豆补肝　白豆补肺　红豆补心

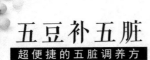

豆类的划分

豆类品种繁多，我国常见种类有大豆、蚕豆、豌豆、白豆、菜豆、小豆、绿豆等。按照营养价值特点，可以分为大豆类和淀粉类干豆两个类别。

大 豆 类

大豆分黄、青、黑、紫、白等颜色；包括大粒型、中粒型和小粒型；有球形、椭圆形和扁圆形。

特点：

· 富含蛋白质，含量可达35%~45%，高于其他豆类。

· 富含脂肪，含量可达16%~20%，是油料作物。

· 含淀粉较少，主要糖类为低聚糖和蔗糖。

· 大豆类可以做成多种含蛋白豆制品，也被制成大豆蛋白分离物、浓缩大豆蛋白、大豆蛋白粉等添加于其他食物当中。

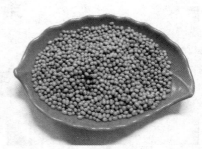

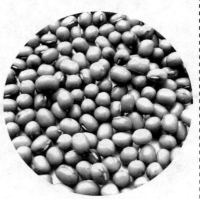

黑豆补肾　黄豆补脾　绿豆补肝　白豆补肺　红豆补心

淀粉类干豆

淀粉类干豆与大豆不同，它们的特点如下。

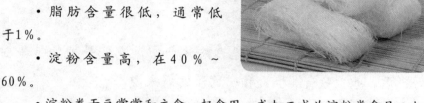

• 蛋白质含量为20%左右。

• 脂肪含量很低，通常低于1%。

• 淀粉含量高，在40%~60%。

• 淀粉类干豆常常和主食一起食用，或加工成为淀粉类食品，如豆沙、粉丝、粉皮等。

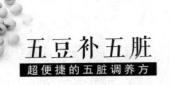

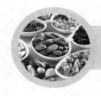

豆类的营养价值

豆类的营养价值有其共性。总体而言，它们是植物性蛋白质的好来源，也是B族维生素和矿物质的好来源。

1 蛋白质

- 其中70%为球蛋白，除含硫氨基酸以外，其他必需氨基酸比值与人体需要接近。
- 蛋白质中缺乏含硫氨基酸，使其生物效价较低。但因富含赖氨酸，可与谷类营养互补而提高蛋白质的生物利用率。
- 蛋白质水解可产生多种活性肽类。

2 脂类

- 大豆脂肪富含不饱和脂肪酸，亚油酸含量达50%以上，饱和脂肪酸很低。
- 富含维生素E。
- 富含大豆磷脂。
- 含有豆固醇。

五豆补五脏

超便捷的五脏调养方

黑豆补肾 黄豆补脾 绿豆补肝 白豆补肺 红豆补心

3 糖类

- 淀粉类干豆中富含淀粉。
- 直链淀粉的比例高于谷类食品。
- 淀粉消化速度较慢，血糖反应平缓。
- 豆类中低聚糖含量高，其中主要是蔗糖、水苏糖和毛蕊花糖。

4 维生素

- 无论是大豆还是淀粉类干豆，豆类中B族维生素含量均高于大部分谷类种子，是维生素B_1的最佳来源之一。
- 黄大豆中含少量胡萝卜素，使得豆油呈现金黄色。
- 豆油中富含维生素E和维生素K。
- 干豆类不含有维生素C，发芽时会产生维生素C。

5 矿物质

- 豆类富含钾、镁和磷，钙、铁、锌的含量也高于谷类，钠含量很低，是膳食中矿物质的良好来源。
- 由于豆类当中含有植酸，含磷量也较高，降低了矿物质的生物利用率。

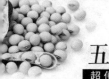

 # 豆类中的抗营养因素

　　豆类中含有的一些抗营养因素，同时也被认为是生理性因子。在少量食用时，并不会对健康产生不良影响。

1　酶抑制剂

　　● 豆类中含有胰蛋白酶抑制剂，包括胰蛋白酶抑制剂和胰凝乳蛋白酶抑制剂，严重妨碍蛋白质的消化吸收。生大豆蛋白质消化吸收率不足40%。

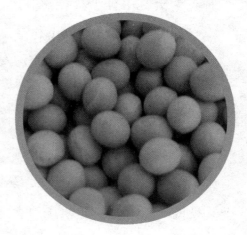

　　● 经加工使之失活后，豆类蛋白的消化吸收率可达95%以上。如100℃下蒸煮9分钟可灭活87%，加工前浸泡可降低其活性。

2　植酸

　　● 豆类中含有高水平植酸，作为磷的储藏形式而存在，可妨

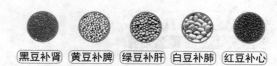

黑豆补肾 黄豆补脾 绿豆补肝 白豆补肺 红豆补心

碍多种矿物质的吸收。

- 经加工后，植酸大部分被除去。
- 发酵后植酸被植酸酶水解而失去作用。

3 凝集素

- 豆类中含有植物凝集素，为一种糖蛋白，可与人类红细胞发生凝集反应。一些豆类中的凝集素可阻碍肠道的营养吸收，或抑制蛋白质生物合成。
- 大豆和菜豆的凝集素可导致人体中毒。
- 凝集素受热后失活，因此豆类必须完全烹熟后食用。

4 低聚糖和含氰苷

- 豆类中的低聚糖可产生胀气感，但对身体无害，甚至可促进肠道有益菌的增殖。
- 利马豆等少数豆类中存在含氰苷，种子需要经过加热脱毒。

豆制品的制作

　　传统的豆制品是以大豆为原料加工制成的各类食品，分为发酵豆制品，如腐乳、臭豆腐、豆豉等；还有不发酵豆制品，如豆腐、豆腐干、豆浆、豆芽等。发酵豆制品的生产经过生物发酵过程，使不同的物质进行分解，产生了人体所需的多种营养物质，如有机酸、氨基酸等，具有特殊的形态和风味，能刺激食欲，有助于人体的消化吸收。非发酵豆制品在加工过程中一般要经过浸泡、磨碎、加热等处理，使其中所含的抗胰蛋白酶被破坏，大部分纤维素被除去，蛋白质消化率可由加工前的65％提高到90％以上。

　　发酵豆制品经过微生物的作用使一些营养成分被分解，如蛋白质被分解成多肽、氨基酸，有利于蛋白质的消化吸收，同时还产生了一些生物活性成分，具有很好的保健作用。如某些多肽具有降血压的作用，发酵转化生成的苷元型异黄酮比原有的异黄酮更易吸收，具有更强的降低血胆固醇、减少

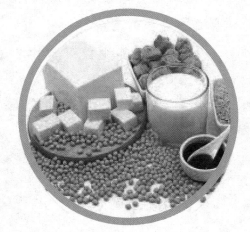

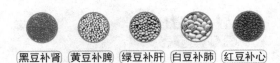

黑豆补肾　黄豆补脾　绿豆补肝　白豆补肺　红豆补心

患冠心病危险的功能。同时，经过发酵，B族维生素如维生素B_2、维生素B_6和维生素B_{12}含量大大增加。

豆腐又分南豆腐和北豆腐。南豆腐指水分较多、质地光滑柔嫩的豆腐，适于拌食，含蛋白质和脂肪低一些。北豆腐质地比较硬，水分较少，适于炖、煎、炸，蛋白质和脂肪含量高一些。豆腐的蛋白质含量为8％，但豆腐干及其他制品的蛋白质含量可达20％～45％，而且是优质蛋白质，加工后消化率可达92％～96％，是蛋白质的良好来源。豆腐在制作过程中加入了石膏（硫酸钙）或卤水（主要成分为硫酸镁、硫酸钙），钙和镁含量也大大增加。

豆浆蛋白质含量近似牛奶，并且不含动物性的饱和脂肪酸，铁含量是牛奶的4倍，是深受人们喜爱的物美价廉的营养饮品。

豆芽一般是以大豆和绿豆为原料，在适宜的水分和温度下发芽生成。蛋白质在发芽过程中分解成氨基酸或多肽，同时抗胰蛋白酶因子被破坏，提高了蛋白质的生物利用率。发芽过程中，酶的作用使无机盐和维生素含量倍增，尤其是维生素C，发芽前几乎为零，发芽后可达6～8毫克/100克。

1 少林武僧每日喝豆汤

联合国教科文组织第34届世界遗产大会审议通过，中国少林寺成功列为世界文化遗产，这无疑为少林寺宏大的文化再添一笔

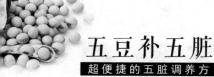

亮色。其实，少林文化不只有宏伟的建筑、精妙的武术，还有它独特的食疗养生文化。

笔者曾应邀到寺院，有幸进入外人一般难以进入的寺院食堂——斋堂，实地观察了少林武僧的用餐情况。

武僧们在用餐前先要进行一个特有的仪式。当值班的僧值师敲响斋堂外的挂钟后，所有的用餐者便一起吟诵"二时临斋仪"，仪式大约持续2分钟，然后大家开始进餐。寺院的这个传统一直保持至今。

少林寺的斋堂膳食主要有土豆、豆腐、米饭、馒头、蔬菜等，但不管当天吃什么，必定有一碗红豆汤或绿豆汤。僧人们告诉笔者，每天喝豆汤是寺院一直以来的传统。一般两种汤是交替着喝，但是冬天喝红豆汤多一些，夏天则喝绿豆汤更频繁。

少林寺每天喝豆汤其实大有学问。首先，豆汤低钠高钾，不含脂肪和盐。比起许多人喝的浮着一层油、含大量盐或嘌呤的菜汤或肉汤而言，无疑更加健康。其次，喝豆汤对大量流汗的武僧格外有益。武僧们练功时汗珠成串滴落到地面，汗水将棉质背心全部浸透。随着汗液大量流出，大量的维生素和矿物质也必然随之流失，这其中便有对人体代谢起着重要作用的"钾"。有的人在大量出汗后感到四肢无力、心跳异常，总以为是天气太热的缘故，其实很可能是发生了"钾缺乏症"。

天气炎热，人们大量出汗后一定要及时补钾。在食物钾含量排行榜中，红豆和绿豆都位列前五名。所以，普通人喝豆汤还对防暑降温大有好处。热性体质的人适合喝绿豆汤，而脾胃虚寒的

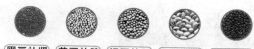

人可多喝红豆汤。每餐喝一碗（300～400毫升），用大约25克豆熬制。每天饮用2～3次即可，每日两碗为宜。

2　冰肌玉质的豆芽

豆芽菜，是我国人民创造并喜食的一种蔬菜，品种繁多，如黄豆芽、绿豆芽、蚕豆芽、赤豆芽等。常见的是黄豆芽和绿豆芽。

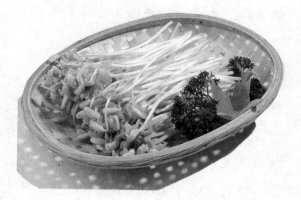

豆芽是一种营养佳品，豆子经水浸出芽后，其脂肪含量无甚变化，蛋白质利用率也基本未变，谷氨酸有所下降，天冬氨酸有些增加；不能为人体吸收又易使腹胀气的棉籽糖、鼠李糖，在生芽过程中消失，有碍于吸收的植物凝血素也几乎全部消失。发芽时，由于酶的作用，促使植酸降解，更多的磷、锌等被释放出来，增加了矿物质被人体吸收利用的机会；发芽后维生素含量变化很大，其中胡萝卜素增加2～3倍，维生素B_2增加2～4倍，烟酸增加2倍，叶酸和吡哆醇也有所增加。实验证明，维生素B_{12}增加近10倍，维生素C的含量增加到每百克含10～30毫克。在绿色蔬菜淡季，豆芽的确是值得选用的健康食品。

豆芽还有较好的药用功能。《本草纲目》中说，豆芽"性味

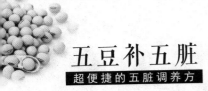
甘平，能解毒"，可以"解酒毒""利三焦"。实验结果证明，豆芽中的叶绿素还有防癌作用。经常食用，可以保护皮肤和微血管，降低血液胆固醇，预防冠心病、高血压和动脉硬化等病。豆芽还可治寻常疣疾，黄豆芽清水煮熟，连汤淡食，每日3次，吃饱为止，3天为1个疗程。治疗中不吃任何谷粮油菜，第四日改为普通食物，继续以豆芽佐食，病愈之后，不再复发，妙不可言。

3 炒豆芽放醋一举多得

炒豆芽放醋首先可以避免维生素的流失。豆芽为豆类植物的嫩菜，其组织疏松，含水量较多。而豆芽里含水溶性维生素比较多，特别是维生素C、维生素B_1和维生素B_2，怕热、怕碱，还易氧化。但在酸性环境中则损失较少。所以在烹调过程中放一些醋，就能使维生素减少丢失，而且还不易氧化。其次，醋酸能够使蛋白质更快溶解，更容易被人体吸收和利用。最后，豆芽菜中含有一种人们所讨厌的"豆腥味"，虽然经过较长时间的炖煮煨炒大部分可以消除，但这样又会使豆芽失去脆嫩。如加点醋，不仅可以缩短加热时间，还可达到既消除"豆腥味"，又能保持脆嫩的目的。

此外，放醋时间宜早不宜迟。因为豆芽含有某种色素，放在水质较硬的水中，烹炒时就会发生变黄现象。如果在烹炒时加入少许醋，这种物质就又会恢复原来的状态。正确的炒豆芽方法是油锅热了之后放醋（200克豆芽放1勺醋）。但醋不要放太多，否则会影响豆芽的味道和颜色。

4　食用豆子要泡一泡

在蛋白质、脂肪、总糖等方面，经过8小时浸泡后的大豆与未浸泡的大豆相比没有显著差异，蛋白质、脂肪含量仅分别下降1.8%和0.7%，而总糖、游离氨基酸的含量则分别上升了0.9%和1.0%。

浸泡过与未浸泡过的大豆相比，其抗营养因子（即会影响人体对营养物质消化吸收的成分）含量有较大程度下降。大豆浸泡后制作的豆浆中，单宁、植酸、皂苷、胰蛋白酶抑制剂含量分别下降了19.3%、10.5%、6.4%、0.3%。随着浸泡时间的延长，抗营养因子含量逐步下降。这是由于大豆在浸泡过程中，一方面水溶性的抗营养因子会逐步溶解；另一方面大豆中一些水解酶的激活降解了部分抗营养因子，减少了抗营养因子含量。

专家建议

　　抗营养因子不但会影响人体对大豆营养的吸收，还会阻碍人体对其他食物中营养成分的吸收利用，比如蛋白质、矿物质等。大豆经过浸泡后，细胞壁在一定程度上发胀破坏，使其营养成分更多溶于水中，增加人体对蛋白质等营养物质的吸收率，降低抗营养因子的含量。

　　专家还发现，经过充分浸泡后的大豆制作的豆浆口感更加细腻香浓，出渣率也更低。因此，无论是制作豆浆，还是煮豆浆、豆汤，都建议在烹调前先把豆子泡一泡。需要提醒的是，夏天气温高，浸泡豆子最好放入冰箱中冷藏，或者多换几次水以防止微生物滋生。

五豆补五脏

超便捷的五脏调养方

豆类与其他食物禁忌

- **豆腐忌小葱**：豆腐含钙，小葱中含一定量草酸，二者共食，结合成草酸钙，不易吸收。

- **黄豆忌猪血**：同食会消化不良。

- **黄豆与酸牛奶**：黄豆所含的化学成分会影响酸牛奶中丰富钙质的吸收。

- **毛豆与鱼**：同食会破坏维生素B_1。

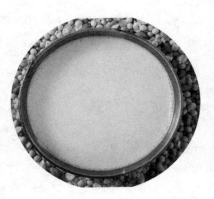

- **红豆与羊肚**：同食会引起中毒。

- **豆浆与蜂蜜**：豆浆中的蛋白质比牛奶高，两者冲兑，产生变性沉淀，不能被人体吸收。

- **豆浆与鸡蛋**：阻碍蛋白质的分解。

- **豆浆与药物**：药物会破坏豆浆的营养成分或豆浆影响药物的效果。

五豆补五脏

超便捷的五脏调养方

第 三 章

五色应五脏

肾为先天之本——其色在黑；   肺为相傅之官——其色在白；

脾为后天之本——其色在黄；   肝为将军之官——其色在苍。

心为君主之官——其色为赤；

黑豆补肾   黄豆补脾   绿豆补肝   白豆补肺   红豆补心

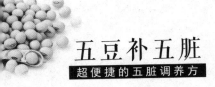

五行学说的运用

　　五行是指木、火、土、金、水五种物质在体内的运行变化、生生不息的意思。实际上是我国古代人民在长期的生活生产实践中认识到金、木、水、火、土是不可缺少的五种最基本物质。正如《左传》说"天生五材，民并用之，废一不可"。

1　什么是五行

　　五行是古人在长期的生活、生产实践中对金、木、水、火、土五种物质朴素认识的基础上，用来分析各种事物的五行属性，研究事物之间相互联系的系统法则。中医学引用的五行特性虽然来自木、火、土、金、水五种自

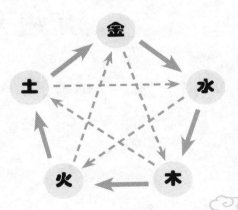

精医讲道　　《尚书》中说得更具体："水火者百姓之所饮食也，金木者百姓之所兴作也，土者万物所资生，是为人用。"

黑豆补肾　黄豆补脾　绿豆补肝　白豆补肺　红豆补心

然界的常见物质，但实际意义绝非如此简单，而是古人借助取类比象的方法，阐述人体脏腑组织之间、脏腑组织与自身体质之间的生理病理复杂关系及人体与外界环境的密切联系。

　　五行学说和阴阳学说一样，从一开始就着眼于事物的矛盾运动和变化。《说文解字》解释：五作"五行也，从二，从于阴阳"。意思是阴阳在天地间交舞也。中医给五行概念赋予了阴阳的含义。阴阳是什么？《素问·阴阳应象大论》说："阴阳者，天地之道也，万物之纲纪，变化之父母，生杀之本始，神明之府也。""清阳为天，浊阴为地，地气上为云，天气下为雨。""人生有形，不离阴阳。"意指宇宙间的任何事物都包含着阴和阳相互对立的两个方面，如白昼和黑夜、晴朗和阴雨、炎热和寒冷。一般而言，凡活动的、外在的、上升的、温热的、明亮的、功能的、亢进的统属阳的范畴，沉静的、内在的、下降的、寒冷的、晦暗的、衰减的属阴的范畴。在人体，五脏六腑的功能属阳，有形实体属阴，气为阳，血为阴，等等。

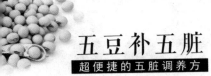
2 五行的特性

木 属春天

春天和风煦日，万物复苏，正是草木生发的时机。

日出东方，与木相似。古人称"木曰曲直"。"曲直"，实际是指树木的生长形态，为枝干曲直，向上向外周舒展。因而引申为具有生长、生发、条达舒畅等作用或性质的事物，均归属于木。

属木的器官是肝、胆、眼睛。

属木的情志是怒。

属木的味道是酸味。

属木的食物是青色食品。

如果木系某个器官感觉不舒服，可以多吃一些属木的青色食物，它们对应人体的肝和胆，含有大量的叶绿素、维生素及纤维素，能协助器官加速排出体内的毒素。

火 属夏天

代表气体向上的运动方式。

南方炎热，与火相似。古人称"火曰炎上"。"炎上"是指火具有温热、上升的特性。因而引申为具有温热、升腾作用的事物，均归属于火。

属火的时令是夏季。夏季万物茂盛，气候炎热，如同燔火。

属火的器官是心、小肠、舌。

黑豆补肾　黄豆补脾　绿豆补肝　白豆补肺　红豆补心

属火的情志是喜。

属火的味道是苦味。

属火的食物是赤色食品。

夏天是一年中最热的季节，心属火，火性很热而且向上蔓延。这时候容易上火，心绪不宁，心跳加快，给心脏增加负担，所以夏季最重要的是养心。除了多吃养心食物之外，根据五行相克原理，肾克制心火，冬季好好补养肾气是个有远见的方法。

养心最好吃些赤色食物，通常这种颜色给人的感觉就是温、热，它们对应的是同为红色的血液及负责血液循环的心脏，气色不佳、四肢冰冷的虚寒体质人更可以多吃一些。

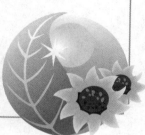

金 属秋天

代表气体向内收缩的运动方式。

日落于西，与金相似。古人称"金曰从革"。"从革"是指"变革"的意思。引申为具有清洁、肃降、收敛等作用的事物，均归属于金。

属金的时令是秋季。秋天西风萧瑟，万物凋敝，符合金性。

属金的器官是肺、大肠、鼻。

属金的情志是悲。

属金的味道是辛味。

属金的食物是白色食品。

秋天最应该保养的是肺，最容易出现的病痛是咳嗽。秋天叶

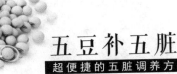

五豆补五脏
超便捷的五脏调养方

落西风，草木开始枯萎，很容易让人因时伤感，心情抑郁。悲属金，跟肺同源，过度悲伤就会造成肺损伤。

金系食物对应的主要是肺脏，大多是白色食物，它们性情偏平、凉，能健肺爽声，还能促进肠胃蠕动，强化新陈代谢，让肌肤充满弹性与光泽。

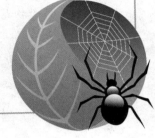

水 属冬天

代表气体向下的运动方式。

北方寒冷，与水相似。古人称"水曰润下"，是指水具有滋润和向下的特性，引申为具有寒凉、滋润、向下运行的事物，均归属于水。

属水的时令是冬季。冬季万物蛰藏，冷气袭人，冰封大地，与水相合。

属水的器官是肾、膀胱、耳。

属水的情志是恐。

属水的味道是咸味。

属水的食物是黑色食物。

应该多吃黑色食物。这些食物对应的是肾脏及骨骼，经常吃能帮助与肾、膀胱、骨骼关系密切的新陈代谢正常，使多余水分不至于积存在体内造成体表水肿，有强壮骨骼的作用。

黑豆补肾 黄豆补脾 绿豆补肝 白豆补肺 红豆补心

土 属长夏

代表气的平稳运动。

有四季而有四行，但夏天和秋天之间要有过渡，因此便有了土。中原肥沃，与土相似。古人称"土爱稼穑"，是指土有种植和收获农作物的作用，因而引申为具有生化、承载、受纳作用的事物，均归属于土。故有"土载四行"和"土为万物之母"之说。

属土的时令是长夏。这是指在夏天中干热过去，开始下雨的一段时间，此时暑热多湿，正是万物蔬果生长的时期，与土性相应。

属土的器官是脾、胃、口。

属土的情志是思。

属土的味道是甘味。

属土的食物是黄色食品。

长夏多雨，是一年中最湿的时期。湿气过多会伤害脾胃，脾胃受伤影响食欲，所以盛夏季节我们总是没有胃口。这时候在饮食上就要"多甘多苦"，多吃甜的食物能补充脾气；按五行来讲，属火的心滋养属土的脾，多吃苦味强心的结果也是健脾。

土系器官出现问题，可对应食用黄色食物。脾、胃在人体中扮演着养分供给者的角色，它们调理好了，气血才会旺盛。

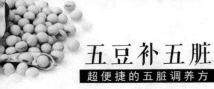

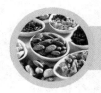

肾为先天之本——其色在黑

在我国传统的医学宝库中，食品治疗与食物养生有一整套学说与千百年的经验，其中对食物的"色"与养生之关系也早有论述和研究。中医学认为，食物除有寒、热、温、凉"四气"和酸、苦、甘、咸、辛"五味"之外，还有青、赤、黄、白、黑"五色"。食物的五色各有主味，相对应于人体的五脏，即青色入肝，赤色入心，黄色入脾，白色入肺，而黑色则入肾。

黑色食品养生作用主要是"补肾"，中医学所讲的肾不同于解剖学上狭义的肾本身。中医学所讲的"肾"是指先天之本，为人体元阳元阴所在之处。肾主骨、生髓，肾虚则使人衰老，腰酸膝软，发堕齿槁。尤其是人过中年，"年四十而阴气自半，起居衰矣"，多为"肾气日衰"所致。根据黑色入肾之理，选择黑色食品调养补肾，固本扶

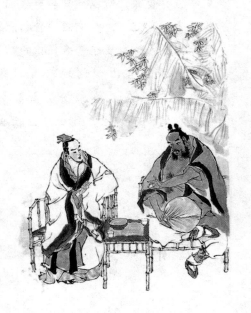

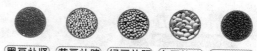

黑豆补肾　黄豆补脾　绿豆补肝　白豆补肺　红豆补心

正，可以改善肝脾心肺功能，达到控制机体衰老，强身壮体，延年益寿的目的。

黑色食品是指含有天然色素的动植物食品。不论是动物还是植物，由于含有天然黑色素，其色泽均呈乌黑或深紫、深褐色。有些品种外皮乌黑；也有的品种一黑到底、表里如一；还有的是骨子里黑。黑色食品种类很多，动物中的乌骨鸡、甲鱼（鳖）、黑鱼、青鱼……植物中的黑米、黑豆、黑芝麻、黑木耳、发菜、海带、香菇、紫菜、黑枣等。

现代营养学家研究发现，动植物类的黑色食品中蛋白质的含量都比较丰富。植物类的黑色食品脂肪含量较高，其脂肪的成分为多价不饱和脂肪酸，有利于营养脑细胞，防止血胆固醇沉积并有利于脂溶性维生素的吸收。还含有较丰富的B族维生素，特别富含我国膳食结构中容易缺乏的核黄素。此外，大部分黑色食品的独特优点是其所含的钙、磷比例合理，如黑芝麻、黑木耳、黑枣、发菜、海带、紫菜、青鱼等，多吃这些食物对纠正我国传统膳食中钙、磷比例失调的缺陷是大有益处的。黑色食品还有一个明显的特点就是含有人体需要的多种微量元素，其中锌的含量丰富，处在生长发育阶段的青少年选食黑色食品是大有好处的，由自然食品中摄取锌远较添加化学合成锌的吸收效果显著。

部分黑色食品与同类食品比较结果分析，更显示出黑色食品的特色。一般来说黑色食品的蛋白质含量均高于同类食品，而植物类黑色食品脂肪的含量高于一般食品，动物类黑色食品的脂肪

五豆补五脏
超便捷的五脏调养方

含量低于一般食品，这正是其
有利于人体健康之处，人们可
以从黑色食品中多摄入一些多
价不饱和脂肪酸而少摄入一些
动物性脂肪。此外黑色食品中
膳食纤维的含量也高于一般同
类食品，这有助于消化，防止
肥胖和便秘。还有，黑糯米、
黑芝麻、黑木耳等黑色食品中
的维生素E含量也远高于同类食
品及其他食品，因此对维持心
肌的正常功能及抗衰老都有益

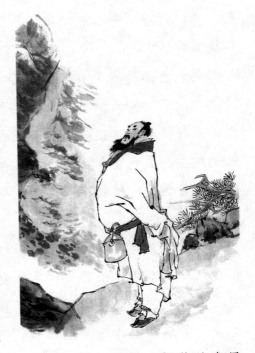

处。更引人注目的是黑色食品中钾、钙、铁、锌等无机盐的含量
极其丰富。

由此可见，黑色食品营养丰富，各营养素间的比值较均衡，
有益于脑细胞的发育和维持正常功能，还有利于纠正我国膳食结
构中核黄素、钙、锌、维生素A等缺乏的问题，因而利于保健。

肾不好的人会有许多饮食禁忌，那么到底该吃什么，不吃什
么？中医五行学说认为，五色中的黑色与五脏中的肾脏相对应，
黑色的食物可入肾，起到补肾的作用，因此，患有慢性肾炎等肾
病且中医辨证为肾虚的朋友，可以适当增加一些黑色食物的摄
入，如黑豆、黑米、栗子、黑芝麻等都是不错的选择。

栗子被唐代著名医家孙思邈称为"肾之果"。黑豆又名乌

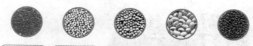

黑豆补肾　黄豆补脾　绿豆补肝　白豆补肺　红豆补心

豆，肾虚所致的腰痛、耳鸣者可取黑豆50克，狗肉500克，一起煮烂，加入各种调味品后食用。需要说明的是，慢性肾病出现肾衰竭时不宜食包括黑豆在内的豆类及其豆制品。黑米适合肾虚所致的早泄、滑精等患者食用。在煮黑米粥时，应先将黑米浸泡一夜，再按常法烹制，更有利于消化吸收。黑芝麻适合因肝肾不足所致的脱发、须发早白、皮肤干燥、大便秘结的中老年朋友食用，可炒熟后直接食用或加入糕点中。

　　此外，黑木耳、桑椹、黑荞麦、海参、何首乌等也是非常有利于肾脏的黑色食品。

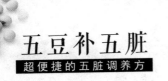

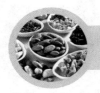 # 脾为后天之本——其色在黄

中医学称脾胃为后天之本，这是因为"胃者，五脏六腑之海，水谷皆入于胃，五脏六腑皆禀气于胃"。说明脾胃是生命的源泉，人体所有脏腑、组织、器官皆需要脾胃供给的各种营养素。若脾胃虚衰，不能消化吸收饮食水谷，人体所需要的营养素得不到及时补充，便会出现贫血、营养不良、水肿、气短、头晕、四肢无力等各种各样的疾病。

因土色黄，故脾在五色为黄，黄色应脾，所以面色暗沉的人，可辅以黄色、味甘的食物，如胡萝卜、蛋黄等。

黄色的食物能帮助培养人开朗的心情，增加幽默感，更可以强化消化系统与脾脏，清除血液中的毒素，令皮肤变得细滑幼嫩。黄色食物同时让人可以集中精神，所以，阅读时别忘了喝杯甘菊茶，或吃点粟米、果仁之类的黄色小食。

中医称夏末秋初为长夏时期，其气候特点是多湿，所以《理虚元鉴》特别告诫说"长夏防湿"。

中医学认为，湿为阴邪，易伤阳气。因为人体后天之本——脾脏喜燥而恶湿，所以，长夏季节湿邪最易伤害人体脾脏，一旦脾阳为湿邪所遏，则可导致脾气不能正常运化而气机不畅，可见脘腹胀满、食欲不振、大便稀溏、四肢不温、口甜苔腻脉濡等

黑豆补肾　黄豆补脾　绿豆补肝　白豆补肺　红豆补心

症。若影响到脾气升降失司，还能出现水液滞留，常见水肿形成、目下呈卧蚕状，也可见到下肢肿胀。因此，长夏季节最好少吃油腻食物，多吃清淡易于消化的食物，如元代著名养生家丘处机所说："温暖，不令大饱，时时进之……其于肥腻当戒。"这里还指出，饮食也不应过凉，因为寒凉饮食最能伤脾的阳气，造成脾阳不适。此外，由于消化功能减弱，一定要把好"病从口入"这一关，不吃腐烂变质食物，不喝生水，生吃瓜果蔬菜一定要洗净，应多食清热利湿的食物，使体内湿热之邪从小便排出。常用清热利湿食谱，以绿豆粥、荷叶粥、红小豆粥最为理想。

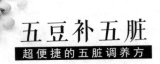

五豆补五脏
超便捷的五脏调养方

心为君主之官——其色为赤

君主，古代帝王；官，处理国事的职称。由于心统领周身血气之运行，制使四肢百骸之活动，为五脏六腑之大主，故比喻为"君主"，心在五色为赤色。红色的食物有助于减轻疲劳，并且有驱寒作用，可以令人精神抖擞，增强自信及意志力，使人充满力量。不过进食过量，会引起不安、心情暴躁、易怒，所以切记要适可而止。

中医讲究"五色入五脏""红色补心"。冬季是心脑血管疾病的高发季节。因而冬季多吃一些红色食物不但能御寒，还有保护心血管的作用。

● 红色蔬菜：西红柿、红薯、红椒

西红柿降血脂：西红柿含有丰富的维生素和番茄红素。番茄红素能抗氧化，保护低密度脂蛋白免受氧化破坏，从而降血脂，预防心脑血管疾病。

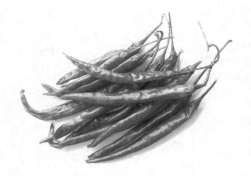

红薯通便、降胆固醇：红薯含有大量膳食纤维，能刺激肠道，增强蠕动，通便排毒，尤其

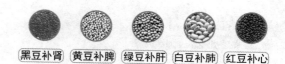

对老年性便秘有较好疗效。另外，红薯还有降低胆固醇的作用。

红椒防衰老：红椒是维生素C含量非常高的蔬菜。丰富的维生素C可以预防冠状动脉粥样硬化，降低胆固醇。另外，红椒中的β-胡萝卜素是最有效的抗氧化剂之一，可以缓解人体衰老。

● 红色水果：红果（山楂）、红枣

红果（山楂）促消化、降血压：山楂中含有多种有机酸，可以促进消化，调节血脂。另外，山楂中还富含胡萝卜素、山楂素等三萜类烯酸和黄酮类等有益成分，能舒张血管、营养心肌，调节血清胆固醇和血压。

红枣补血抗衰老：红枣主要功能为补中益气。红枣富含钙和铁，对防治贫血有重要作用。常食用大枣可以治疗脾胃不和、身体虚弱的症状，民间还有"一日吃仨枣，终身不显老"的说法。

● 红色饮料：红酒、红茶

红酒防止动脉粥样硬化：红酒中的多酚类物质具有较强的抗氧化作用，能抑制血管生长因子，避免动脉硬化。冬季适当喝点红酒，有扩张血管的作用，对预防心脑血管疾病有一定好处，但要避免过多饮用。

红茶促进血液循环：红茶中富含微量元素，可以帮助胃肠消化、促进食欲。红茶中的钾可以促进血液循环，有增强心功能的作用。国外的临床研究表明，红茶中含有茶多酚、儿茶素等多种植物化合物，经常喝红茶可以有效降低心血管疾病发生的风险。

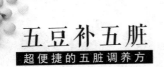

肺为相傅之官——其色在白

相，佐助的意思；傅，辅助。相傅，此指古代封建王朝的官名，如相国、宰相、太傅、少傅等，皆辅助君主而治国者。肺在五色为白，肺色白，宜食麦、羊肉、杏仁；白色应肺，想肌肤美白，可常食富含蛋白质的食物，如豆浆、牛奶一类。

中医学经典著作《黄帝内经》里说："秋冬养阴"，意思是在秋冬两季，人们要注意对体内阴精的保养。这是因为秋冬两季，气候逐渐变凉，阳气潜藏，万物都趋于收藏之时，人们也必须注意防寒保暖，使阴精潜藏于内，阳气不致妄泄，故应以保养阴精为主。《黄帝内经》又说："藏于精者，春不病温"，这是说如果在秋冬季阴精保养得好，能够储藏于体内，到了第二年春天，身体抵抗力就会显著增强，不会得温热病，像春温、流感一类的传染病。那么，具体到秋天又怎样养阴呢？

● **饮食方面的补养**

众所周知，燥为秋天之主气，即秋天是燥气当令之时，而中医学认为，燥伤阴液，燥邪伤人会出现口干、咽干、干咳无痰、大便不畅等一系列阴伤之症状。因此，秋天的饮食原则应以防燥

黑豆补肾　黄豆补脾　绿豆补肝　白豆补肺　红豆补心

护阴、滋阴润肺为原则。可多吃些芝麻、糯米、蜂蜜、乳品、甘蔗、蔬菜、水果、豆腐、鱼类等清淡食物，条件许可者，可食用燕窝、银耳、海参、淡菜、龟肉等既具有滋阴生津作用，又有较高营养价值的食物。

中医学认为，辛伤阴，即辛辣的食物伤阴液，故在秋天应少吃辛辣燥烈之品，尤其是葱、姜、蒜、辣椒、韭、薤等物，更要忌口一点。此外，肥甘厚腻之物也不宜多吃，因为这些食物不易消化，吃多了会生痰生火，内生之火亦可耗伤津液。

● **药物方面的补养**

能用于秋天补养的药物不少，但尤以下列药物最好。

西洋参： 对于气阴虚所致的少气、口干、口渴、乏力等症有特殊疗效，尤适用于中老年人秋天常食。可研末，每次服三至五分，用温开水送下。

山药： 既是食物，又是药物，常服可"轻身不老"，功能益肺滋肾、补益脾胃，且补而不腻，适用于脾、肺、肾功能皆不足的人。常人食之，亦有良效。

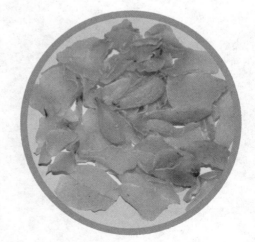

百合： 既可润肺止咳，又能养心安神，对肺阴不足或心阴虚所致的心烦、失眠、心悸、精神不安效果较好。

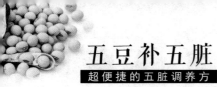

　　综上所述，秋天养生应以养阴为主，对于无病之人以食养为主，药养为辅；而对于已感气阴不足（常见症状少气、口干、鼻干、乏力、脉细无力者）者，则应以药养为主，食养为辅。但不管是食养或药养，皆应贯彻"少"但又要"常"的原则。所谓"少"，即是指量小；所谓"常"，即是经常、自始至终之意。只有这样补，才能真正起到养阴防燥的作用。

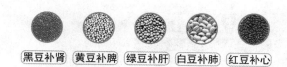

黑豆补肾　黄豆补脾　绿豆补肝　白豆补肺　红豆补心

肝为将军之官——其色在苍

此以将军的性格来比喻肝脏功能。苍，青色，肝在五色为苍。大部分蔬菜都拥有绿色的能量，可以维持人体的酸碱度，而且提供大量的纤维素，有助于清理肠胃。心理方面，绿色的食物可舒缓压力及头痛等相关的病痛。

"三天不吃青，两眼冒金星。"这虽然只是民间的一句俗语，但却反映了一个颠扑不破的真理，人的健康需要自然界土生土长的绿色蔬菜。

绿色象征着生命。绿色蔬菜中含有人们所需要的多种营养物质。特别需要指出的是，几乎所有的绿色蔬菜都或多或少具有抗癌作用。

近年，由于受到"三高"饮食带来的健康问题困扰，人们又提出了"饮食回归自然"。揆其旨义，无非是尽量摄取低盐、低糖、低脂肪、低热量的食物，而要多吃高纤维素的蔬菜与水果，口味力求清淡自然。在美国，许多饭店正在竭尽全力向顾客提供低脂肪、低盐和低热量的食物。采用新鲜绿叶蔬菜、未加工水果及其他蔬菜的餐馆随处可见，吸引了越来越多的顾客。

我国古代的养生家一直提倡"饮食回归自然"，希望采摘的新鲜蔬菜，完全保持田园风味。如今，保持食品的"纯洁"，已

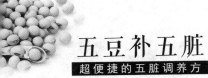

成为一个紧迫问题。另外，食品在储运过程中发生霉变，也成为致癌的一大因素。所有这一切，都向我们敲响了警钟，是"饮食回归自然"的时候了！

所谓"饮食回归自然"，就是提倡人们选用新鲜的、没有受到污染的蔬菜、瓜果以及野菜、野果、野味。例如，与荒凉土地结伴相依的野生沙棘。其果实中维生素C的含量是苹果的400倍、葡萄的200倍、橘子的20倍、山楂的14倍、猕猴桃的2～8倍。这样营养丰富的野果，在人们的餐桌上还不应多摆上一些吗？

中医学认为，肝主春，意思是人体五脏之一的肝脏是与春季相应的。为何要这样说呢？因为春天温暖的气候将会使人的活动量日渐增加，新陈代谢亦将日趋旺盛。因而，在人体内，无论是血液循环，还是营养供给，都要相应加快、增多，以适应人体各种生命活动的需要。血液循环的加快主要在于血量的调节；营养供给的增加则重在消化、吸收。这些在中医看来，均与肝脏的生理功能有关。若肝脏功能失常，适应不了春季的气候变化，就会在以后出现一系列病证，特别是精神病及肝病患者易在春夏之季发病。俗话说："菜花黄，痴子忙。"据统计，精神病发病率以3—4月份最高，这是季节对机体影响的一种反应。中医所说的"春宜养肝"的道理就在于此。

保养肝脏的方法很多，如春天不要过分劳累，以免加重肝脏的负担。素有肝病及高血压病的患者，也应在春季到来之时，按医嘱服用养肝、降压的药物；精神病患者在春天尤要注意避免精神刺激，以免病情加重。

五豆补五脏

超便捷的五脏调养方

第 四 章

黑豆补肾

 黑豆补肾 黄豆补脾 绿豆补肝 白豆补肺 红豆补心

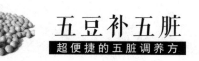

黑豆补肾

黑豆别名叫橹豆、乌豆、枝仔豆、黑大豆。

黑豆，味甘、性平、无毒。有活血、利水、祛风、清热解毒、滋养健血、补虚乌发的功能。

《本草纲目》说："黑豆入肾功多，故能治水、消胀、下气、制风热而活血解毒。"唐代陈藏器的《本草拾遗》记载，黑豆能明目镇心，温补。久服，好颜色，变白不老。明代李时珍所著的《本草纲目》也有"李守愚每晨水吞黑豆二七枚，到老不衰"的记载。

1 营养价值

黑豆中蛋白质的含量是牛肉、鸡肉、猪肉的2倍多，牛奶的12倍，不仅蛋白质含量高，而且质量好。黑豆蛋白质的氨基酸组成和动物蛋白相似，其赖氨酸丰富并接近人体需要的比例，因此容易消化吸收。黑豆脂肪含有较多的不饱和脂肪酸，熔点低，易于消化吸收，不会沉积在血管壁上。其最大特点是含有植物固醇，植物固醇不但可以被人体吸收，而且能抑制胆固醇的吸收。因此，黑豆对于动脉硬化的中老年人来说，是一种理想的保健品。

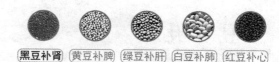

黑豆中富含的钙是人体补钙的极好来源；钾在人体内起着维持细胞内外渗透压和酸碱平衡的作用，可以预防甲状腺肿大；钼可抑制强致癌物亚硝胺在人体内合成。研究表明，黑豆中的异黄酮是一种植物性雌激素，能有效抑制乳腺癌、前列腺癌和结肠癌，对防治中老年骨质疏松也很有帮助。在豆皮和豆渣中含有纤维素、半纤维素等物质，具有预防便秘和增强胃肠功能作用。黑豆的血糖生成指数很低，仅为18，而国人主食的大米饭和小麦馒头却高达88，是黑豆的近5倍。因此，黑豆很适合糖尿病病人、糖耐量异常者和希望控制血糖的人食用。

2　美容功效

黑豆具有美容和延缓衰老的作用，因为黑豆含有丰富的抗氧化剂——维生素E，能清除体内的自由基，减少皮肤皱纹，达到养颜美容、保持青春的目的。

黑豆的美容功效还表现在可祛除痘痘，因为黑豆中的纤维含量高，吃了一段时间后，自然会加强肠道的排毒作用，此外黑豆还具有治疗便秘和减肥的功效。

最新的研究也证实，黑豆的确具有降血脂、抗氧化、养颜美容的效果。黑豆所含15％的油脂以不饱和脂肪酸为主，可促进胆固醇的代谢、降低血脂。因此可以预防心血管疾病。

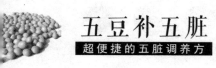
3 药用价值

在长期的农耕社会中，人们发现，牲畜食用黑豆后，体壮、有力、抗病能力强，所以，以前黑豆主要被用作牲畜饲料，其实这是黑豆的内在营养和保健功效所决定的。那时人们崇尚白色食品，只有贫困者和食不果腹的人才无奈食用黑豆。但医者和养生者却发现并总结出黑豆的医疗保健作用。黑豆性平，味甘；归脾、肾经；具有消肿下气、润肺燥热、活血利水、祛风除痹、补血安神、明目健脾、补肾益阴、解毒的作用；用于水肿胀满、风毒脚气、黄疸浮肿、风痹痉挛、产后风痛、口噤、痈肿疮毒，可解药毒，清风热而止盗汗，有乌发黑发以及延年益寿的功能。

● 治肾虚消渴

炒黑豆、天花粉各等份，研末，面糊和丸如梧桐子大，每服70丸，煮黑豆汤送下，每日2次。

● 治肝虚眩晕

黑豆和醋同放于牛胆中，悬于通风处阴干，取出后每晚服7粒，日久自愈。

● 治阴虚盗汗

黑豆衣15克，浮小麦15克，水煎服。

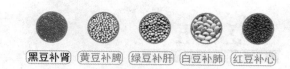

● 治老人肾虚耳聋、小儿夜尿

以猪肉500克，黑豆100克，煮熟任意食之。

● 治中老年白发

以黑豆适量，蒸熟晒干，反复几次，每日服2次，每次6克，嚼后淡盐水送下。

● 治种种非遗传性白发

以黑豆120克，米醋500毫升，以醋煮黑豆如稀糊状，滤渣，以洁净牙刷蘸白醋，外刷毛发，每日1次（皮肤病患者不宜）。

● 治脱发

以黑豆500克，水1000毫升，文火熬煮，以水尽为度，取出放器皿上，微干时撒些细盐，装于瓶中，每服6克，每日2次。

● 治产后风气

以黑豆3升，炒热至烟出，装入酒瓶，浸1日后，每服此酒小半杯，每日3次，令微出汗，身润即愈。

● 治妇女闭经

以黑豆30克，红花8克，水煎后冲红糖50克温服。

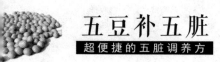

● 治男子便血

以黑豆1升，炒熟，热酒浸之，去豆饮酒。

● 治小儿胎热

以黑豆6克，甘草3克，灯心草7寸，淡竹叶1片，水煎服。

黑豆补肾 黄豆补脾 绿豆补肝 白豆补肺 红豆补心

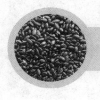

黑豆补肾营养佳肴

所谓营养佳肴多指用肉类、蔬菜类、水产品、果品等原料，经过切配和烹调加工制作成的一类营养食品，一般可分为热菜和冷菜两大类。在这里只介绍以黑豆为原料制作的能够养肾益肾的美味佳肴。

梨豆饼（《食物本草会纂》）

原料：大梨10枚，小黑豆100克。

制法：将每个梨挖空，再将黑豆填入，以挖下之梨盖盖定，用麻线扎紧。将装好豆的梨，放饭锅上或笼屉上蒸熟，或至糠火中煨熟，捣烂做成小饼。

服法：每日空腹食1～2个小饼。

功效：养胃阴，益肾气。主治胃阴虚，胃气不足之口淡无味、食不长肉、全身无力等症。

注意：腹胀便溏者不宜服用。

黑豆蜜糕（《民间验方》）

原料：黑豆60克，蜂蜜90克，玉米粉120克，白面50克，鸡蛋2个，发酵粉15克。

制法：先将黑豆炒香研粉，和入玉米粉、蜂蜜、面粉、鸡蛋、发酵粉，加水和成面团。35℃下保温发酵1.5～2小时。上屉蒸20分钟即熟。

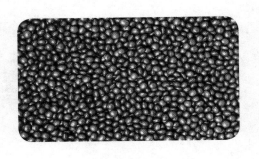

服法：随意食之。

功效：有健胃、保肾、促进红细胞生长的作用。坚持食用，可抗衰老。

 虫草黑豆炖甲鱼（《当代养生文萃》）

原料：活甲鱼1只，冬虫夏草10克，黑豆20克。鸡清汤、料酒、盐、葱节、姜片、蒜瓣大枣各适量。

制法：将甲鱼切成四大块，放入锅中煮沸，捞出，割开四肢，剥去腿油，洗净。冬虫夏草洗净，大枣用开水浸泡，甲鱼放入汤碗中，上放冬虫夏草、黑豆，加料酒、盐、葱节、姜片、蒜瓣和鸡清汤。上蒸笼2小时，取出。

服法：拣去葱、姜，佐餐食，每日2次。

功效：滋阴益气，补肾固精，老年人常食可增强体质，防止衰老，延年益寿。

 脱骨鳜鱼

原料：鳜鱼1条（约1千克）。

配料：加工水香菇50克，净冬笋50克，罐头黑豆50克，红根50

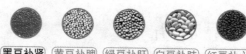
克，清汤200毫升，生菜100克。

调料： 花生油1千克（实耗50克），白油50毫升，葱末15克，姜末15克，蒜末15克，精盐3克，米醋150毫升，白糖150克，料酒15毫升，湿淀粉250克，糖色少许。

制法： 将鳜鱼刮去鳞，切下鱼头（留用），剔出大骨，取出内脏，片下鱼刺，尾部连着鱼肉不断。鱼皮朝下，肉朝上放菜墩上，将鱼肉片成1寸长、2分宽的抹刀条（肉连着皮），提起鱼尾用水冲一下，使鱼肉刀口分开呈长穗状，用精盐腌上。冬笋、香菇和红根都切成小丁。

起锅放入花生油烧至八成热，把鳜鱼蘸上湿淀粉，拖入到干淀粉内滚匀，手提鱼尾放入热油内稍炸，立即将鱼提起，反复炸2～3次，再放入热油中炸至金黄发脆时，捞出滤去油，盛入鱼盘中。将鳜鱼头也蘸上干淀粉，放入热油内炸透，捞出滤去油，码入盘中鱼头的位置上。

另起锅放入白油烧热，投入葱姜蒜末，煸出香味，再放入冬笋丁、香菇丁、红根丁和黑豆，烹入料酒，加入鸡汤、米醋和白糖，用糖色把汤调成金黄色。汤开后用适量调稀的湿淀粉勾成稠流汁，再加入100克炸油，制成油汁，浇在鱼上。

将生菜叶洗净，消毒，摆在盘边即成。

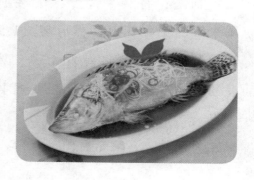

特点： 外焦里嫩，色泽金黄，肉无骨刺，味道甜酸。

此菜以原料的刀工方法取

名。因将鳜鱼出骨，故名。鳜鱼民间俗称桂鱼，东北叫鳌花鱼，南方叫季花鱼，又名花鲫鱼。

鳜鱼是淡水鱼，呈纺锤形，口大头尖，背部突出，体形高而侧扁，背鳍带硬棘刺，尾鳍呈圆扇形，身上密布小鳞，体色淡黄间绿和黑，有黑褐色斑点，鳍带黑色花斑。鳜鱼一年四季都产，唯每年春季阳历三四月份最肥，诗曰"桃花流水鳜鱼肥"。鳜鱼在北方以河北白洋淀多产，南方以长江沿岸地区盛产。鳜鱼的食用价值较高，肉质细，色白，无细刺，味鲜美，最宜切丁切片。因它的外形好看，又适宜整理，可烹制各种花色名菜。

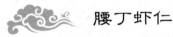 **腰丁虾仁**

原料： 猪腰子2个（约重150克），虾仁150克。

配料： 南荠25克，黑豆25克，葱、姜、蒜米少许。

调料： 清汤40毫升，料酒10毫升，精盐1克，酱油20毫升，味精2克，醋25毫升，水淀粉30克，干淀粉少许，花生油500克（实耗50克）。

制法： 将腰子片开，去腰筋，从腰子里面，交叉打上0.2厘米宽的十字花刀，然后切成1.5厘米见方的丁。用沸水一余，快速捞出。将虾仁淘洗干净，吸干水分，放入少许精盐、水淀粉、干淀粉，拌匀挂浆。把南荠顶刀切成片，黑豆用沸水余透。

将清汤、酱油、料酒、味精、水淀粉兑成汁备用。

炒勺内放入油，烧至六成热时，将虾仁放入，用筷子拨散，滑透后，将油滤出。

勺内留油少许，用葱、姜、蒜米炝锅，烹入醋，下入配料和腰丁翻炒，随即倒入兑好的汁，快速颠翻炒勺即成。

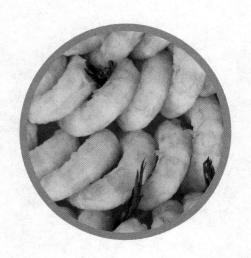

特点：脆嫩爽口，酸咸味美。

 黑豆煨塘虱

原料：乌豆60～90克，塘虱鱼2～4条。

制法：塘虱鱼挖去颈"花"（两侧都有）和肠脏后，加黑豆用瓦锅文火煨熟。

功效：补血、滋肾、调中、兴阳，为滋补食品。塘虱鱼又名胡子鲶，为胡子鲇科动物。《本草求真》说"塘虱鱼形似鳅，腮下有二横骨能刺人"。黑豆煨塘虱，民间多用以治疗病后体虚贫血和产后身体虚弱、妇女血虚头痛、头晕目眩、自汗盗汗、耳鸣乏倦及血小板减少等症。

注意：如胃纳不佳，可加些陈皮以调胃气，或分餐吃，以免乌豆胀中而影响吸收。

五豆补五脏

超便捷的五脏调养方

黑豆烩鸡粒

原料：鸡胸肉150克，熟火腿肉10克，鸡蛋清15克，黑豆500克，绍酒10毫升，淡上汤1000毫升，精盐6克，味精3克，胡椒粉0.1克，湿马蹄粉50克，熟花生油25毫升。

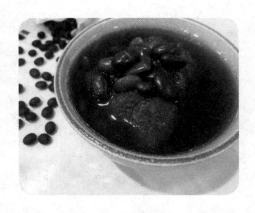

制法：将鸡胸肉洗净，切成细粒，然后与鸡蛋清、湿马蹄粉10克拌匀。把熟火腿切成米粒大小。

把鲜黑豆仁放入沸水中滚2分钟，取出，用清水冷却后除去豆仁的外衣。

烧热锅，洒入绍酒，加入淡上汤烧沸，放入鸡肉粒、黑豆仁、火腿粒、精盐、味精、胡椒粉，滚至鸡肉熟，推入湿马蹄粉40克，加入熟花生油和匀上桌。

黑豆焖猪蹄

原料：黑豆400克，猪蹄750克，猪耳125克，猪尾125克，猪皮75克，猪肥膘100克，番茄125克，葱头75克，大米250克，食用油75毫升，蒜炼油100毫升，精盐、胡椒粉各适量。

制法：将黑豆洗净用水浸泡3小时左右；把猪蹄洗净竖劈两片；猪耳、猪尾、猪皮、猪肥膘洗净切成小块，番茄洗净切块；

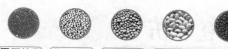

葱头洗净切末；大米洗净控干，备用。

把盐、黑豆、猪蹄、猪耳、猪尾、猪皮、猪肥膘放在一起拌匀后，放入锅内用大火煮沸后，改用文火焖至熟透，加入少许蒜炼油调好口味，备用。

把锅烧热后倒入蒜炼油，待油温六成热时，放入葱头末炒至黄色后，加入番茄炒透后，盛入锅内，倒入清水煮沸。再把锅烧热后倒入食用油，待油温五成热时，放入大米炒至黄色，移至盛有番茄的焖锅，加盐，用大火煮沸后，改用小火焖熟。食用时，盛上黑豆焖猪蹄，配上番茄米饭即可。

芝麻三合泥

原料： 糯米2000克，大米1500克，黑芝麻750克，核桃仁750克，黑豆350克，绿豆350克，白糖3500克，熟猪油3500毫升。

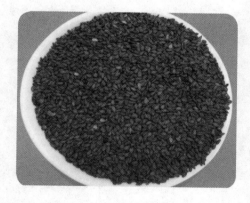

制法： 将糯米、大米、黑豆、绿豆分别用60℃的温热水发胀，沥干水分，待水干后，入油锅内炒熟。用石磨磨成细粉，用丝罗筛筛过细粉待用。芝麻炒熟。核桃仁用开水发胀后，用油炸脆，压成碎粒。三合粉用开水调匀。炒锅置中火上，加入熟猪油再下三合泥糊，不断翻炒，炒至水气干，见吐油时，加糖炒酥起锅。装盘后撒上酥桃仁、熟芝麻即成。

五豆补五脏
超便捷的五脏调养方

　　功效：滋养肝肾，补益脾肺。适用于肝肾不足所致头晕目眩，耳鸣如蝉，腰膝酸软；脾肺气虚所致气短乏力，咳喘自汗等症。此菜甜香软糯，老幼皆宜。

　　注意：芝麻三合泥粉配料数量多，具体运用时，应按宴席每份实际用量取料。

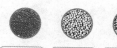

黑豆补肾　黄豆补脾　绿豆补肝　白豆补肺　红豆补心

黑豆补肾营养汤膳

　　汤菜具有原汁、原味、原香等特点，有浓汤、清汤、白汤、鸡汤、素汤之分。是人们日常生活中不可缺少的美味佳肴。

 大豆汁（《肘后备急方》）

　　原料：黑大豆250克。

　　制法：黑大豆洗净，入锅，加水煮汁，至大豆熟烂，煎液黏稠如饴，停火。饮汁，经常食用。

　　功效：利水下气，活血解毒，耐老不衰。黑大豆又名黑豆、乌豆，为豆科植物大豆的黑色种子。含有脂肪、蛋白质、糖类、维生素B_1、菸酸等成分。富含不饱和脂肪酸，可以促进胆固醇的代谢，防止脂质在肝脏和动脉管壁沉积，对预防冠心病、动脉硬化有益。黑大豆味甘性平，功效利水下气、活血解毒。《本草纲目》云："每晨水吞黑豆二七枚，谓之五脏谷，到老不衰。"原方用治卒风不语，即今天所说的脑血栓形成的不语。有病治之，无病养之，经常食用，"令人长生"。

黑豆豆浆

原料：黑豆、砂糖、水。

制法：先将黑豆洗干净，在温水中泡7～8小时，水要淹过黑豆2～3倍高。

待黑豆泡软，倒掉泡黑豆的水，把黑豆放入豆浆机（或料理机）中。视豆浆机（或料理机）大小加入适量的黑豆，加水不要超过最高水位线。

启用豆浆机10多分钟煮开，新鲜的黑豆浆就做好了。如果使用料理机的话打出来的就是生豆浆，要彻底煮熟了才能喝。

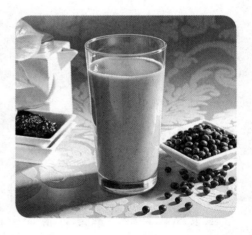

可按照自己的口味加入适量的糖，口感会更好。

功效：益肾气，强身体。

 黑豆煲猪肉汤

原料：黑豆100克，猪肉500克，陈皮1小块，黄酒、葱、姜、盐、味精各适量。

制法：黑豆用干锅炒熟；猪肉切成小块，加黄酒、姜汁、盐腌30分钟；油爆香姜片，投入猪肉煸炒片刻，加水煮沸后投入黑豆、桂皮，用文火煮2小时，调味后即可。

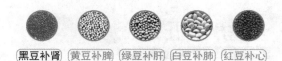

功效：补肾滋阴，补血明目，对肾虚失眠、肾虚腰膝冷痛及老年性耳聋有效。

 ### 独活乌豆汤

原料：独活10～12克，乌豆60克。

制法：清水3～4碗煎成1碗，加米酒少许，去渣温服。

功效：祛风止痛，通络活血。民间用于治疗中风后遗肢体强直、瘫痪、活动不灵、不能言语等疾病。其中独活，性味辛苦、温，入肾、膀胱经。含少量挥发油、植物甾醇等。功能祛风湿，通经络，散寒，止痛。常用于治疗风寒湿痹、腰膝酸痛、手足挛痛等症。《名医别录》说它能"治诸风，百节痛风无久新者"。金代名医李杲说它可以"治风寒湿痹，酸痛不仁，诸风掉眩，头颈难伸"。《本草通玄》更指出它有"治失音不语，手足不随，口眼喎斜"的功效。

 ### 益母草乌豆糖水

原料：益母草30克，乌豆60克，红糖、米酒各适量。

制法：益母草、乌豆加清水3碗，煎至1碗，加红糖适量调味，并冲入米酒1～2汤匙，饮用。每天1次，连服7天为1个疗程。

功效：活血、祛瘀、调经。民间用以治疗妇女闭经。《闽东本草》亦有记载本疗法。其中益母草，性味辛苦、凉，入心包、肝经。含益母草碱、水苏碱、益母草定、益母草宁等多种生物碱，并含苯甲酸、氯化钾、月桂酸、亚麻酸、油酸、甾醇、维生素A、黄酮类等。功能活血，祛瘀，调经。《本草衍义》说它能"治产前产后诸疾，行血养血"。《本草蒙筌》记载它能"去死胎，安生胎，行瘀血，生新血"。《本草纲目》认为它能"活血，破血，调经，解毒"。现代药理实验证明，益母草制剂对动物的离体子宫及在位子宫均有兴奋作用。

黑豆首乌煲鸡脚

原料：鸡脚400克，猪排骨200克，黑豆、何首乌各50克，怀山药25克，红枣10枚，精盐7克。

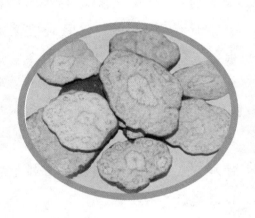

制法：把黑豆、何首乌、怀山药洗净，用清水浸透；红枣洗净，去核。鸡脚洗净，飞水。猪排骨洗净后，斩件，飞水。

在瓦煲内放入清水3000毫升烧沸，加入鸡脚、猪排骨、何首乌、黑豆、怀山药、红枣，先用猛火煲30分钟，再用中火煲1小时，然后用慢火煲1.5小时，放入精盐调味即成。

黑豆海参煲鹿肉

原料：鹿肉500克，湿海参100克，猴头菇、黑豆各50克，核桃肉20克，龙眼肉15克，姜汁酒10毫升，精盐9克。

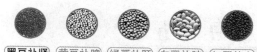

制法：黑豆洗净后，用清水浸透；核桃肉用温水浸泡后，去衣洗净；龙眼肉洗净。取清水500毫升加入精盐1克调匀，用于浸泡猴头菇，15分钟后取出猴头菇挤干水，再用清水洗2次，挤干水，切片留用。海参用姜汁酒加沸水滚过，取出，滤去水。鹿肉洗净后，切成大块，飞水。在瓦煲内放入清水3000克烧沸，加入鹿肉、海参、猴头菇、黑豆、核桃肉和龙眼肉，先用中火煲1.5小时，转用慢火煲1.5小时，放入精盐8克调味。

 ## 调经黑豆木耳猪尾汤

原料：猪尾1条，黑豆150克，木耳40克。

制法：猪尾1条，将其刮净皮毛，冲洗干净，斩块；木耳首先浸发约20分钟，加入黑豆一齐放入煲内，加水4～5碗，煲3～4小时，即可饮用。

功能：补中益气，强壮筋骨。主治妇女血崩。其中，猪尾壮腰，补脊椎；黑豆滋阴，补中益气；木耳含蛋白质，滋养益胃，防止血管硬化，止血，能治妇女月经过多。黑豆、木耳煲汤亦可止妇女血崩、月经血量太多等病症。

 ## 开胃莲藕煲黑豆汤

原料：莲藕640克，黑豆120克，南枣10枚，陈皮1块，生姜1片。

制法：莲藕用水洗净，去皮，切厚块。将黑豆放入铁锅，不必加油，炒至豆衣裂开，再用水洗净，晾干。

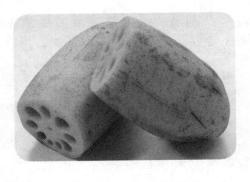

南枣、陈皮和生姜用水洗净，生姜刮去姜皮，切片。

瓦煲内加入清水，先用猛火煲至水开，然后放入以上材料，等水再开，改用中火煲3小时。

功效： 健脾开胃，乌须黑发，强身健体。此汤取材简单，补益功效强，适合一家大小经常饮用，可以乌须黑发、强壮身体，是保健强身的靓素汤。

 ## 补血莲藕红枣乌豆排骨汤

原料： 莲藕640克，黑豆80克，红枣4枚，陈皮1块，排骨720克。

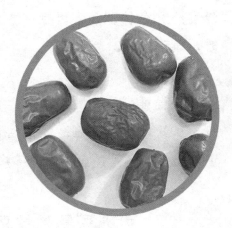

制法： 莲藕用水洗净，去皮，切件；黑豆去杂质，放入锅中，不必加油，炒至豆衣裂开，用水洗净，晾干水；红枣和陈皮用水洗净。红枣去核。选煲汤排骨，用水洗净，斩件。加适量水，猛火煲至开，后放入全部材料，用中火煲约3小时，以细盐调味，即可佐膳饮用。

功效： 健脾开胃，补血养颜，强壮身体。此汤补而不燥，适合一家人日常佐膳饮用。如小孩子皮肤杂症、黏膜苍白、头发

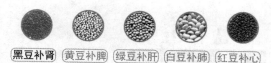

稀疏色黄而干枯、肌肉松弛、倦怠乏力、食欲不振，可用此汤作食疗。

 ## 滋阴莲藕乌豆煲乳鸽汤

原料： 莲藕640克，黑豆80克，陈皮1块，红枣4枚，乳鸽1只。

制法： 选黑皮青肉黑豆，用锅炒至豆衣裂开，再用清水洗净滴干。乳鸽荡洗干净，去内脏。莲藕、陈皮用水洗净。红枣用水洗净去核。将全部材料放入煲开的水中，再用中火煲3小时，加入细盐调味，即可饮用。

功效： 滋补肝肾，健脾益气，活血化瘀。生莲藕和熟莲藕，其性味和功效不同。生莲藕性寒凉，有凉血、清热、散瘀、止血的作用，而煮熟的莲藕性微温，有养血、健脾、开胃的作用。黑豆滋阴补血，益肝肾，明目安神。

祛湿黑豆北菇瘦肉泥鳅汤

原料： 北菇80克，黑豆80克，泥鳅640克，生姜2片，猪瘦肉120克。

制法： 泥鳅用细盐搓擦，再用热水烫洗，去掉黏液，剖开鱼肚，去掉内脏和头，用水洗净，烧热油锅，将鱼身煎至微黄，取出。北菇用水浸，去蒂。黑豆放入锅内，不必加油，炒至豆衣裂开，取出，用水洗净，晾干。猪瘦肉用水洗净，晾干。将材料全部放入瓦煲内，加入清水，用猛火煮开，然后改用中火煲约3小时，加入细盐调味，即可饮用。

功效：滋补防癌，增强抵抗力，强壮功能。此汤适合一家人饮用，可滋补身体，增强机体的抗病能力。

 ### 滋阴乌豆莲藕红枣老鸡汤

原料：莲藕640克，黑豆 120克，生姜2片，红枣4枚，老 母鸡1只。

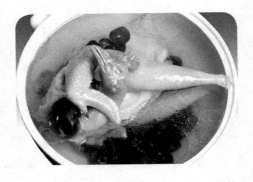

制法：黑豆放入锅，不 必加油，炒至豆衣裂开，用水 洗净，沥干水。老母鸡荡洗干 净，去毛，去内脏及去脂肪。莲藕、生姜和红枣用水洗净。莲藕 切块。生姜去皮，切片。红枣去核。用适量水，猛火煲至水开， 放入全部材料，改用慢火煲约3小时，加盐调味，即可饮用。

功效：养血补肝，护发黑发。主治血虚头晕。此汤适合一家 人饮用。常以此汤佐膳，可预防须发早白，或因血虚而引致的头 晕、心搏加速、失眠、脱发等症状的出现。

 ### 养肝杞子红枣乌豆牛骨髓汤

原料：枸杞子40克，乌豆120克，牛骨髓320克，生姜2片，红 枣4枚。

制法：牛骨髓用水洗净，放入沸水中煮5分钟，捞起。黑豆 除去杂质，放入锅内，不必加油，炒至豆衣裂开，用水洗净，晾

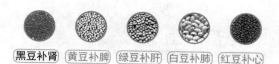

干。枸杞子用水洗净。生姜和红枣用水洗净。生姜去皮，切片。红枣去核。锅内加适量水，猛火煲至水开，放入全部材料，用慢火煲约3小时，加盐调味，即可饮用。

功效：此汤补血养肝，补肾益精，强壮身体。平常人常服用此汤，可养血安神，增强智力。

 ## 莲藕乌豆章鱼猪肉汤

原料：莲藕640克，黑豆150克，红枣15枚，生姜2片，大章鱼（干品）1只，猪脚肉150克。

制法：黑豆放入铁锅中，不加油，炒至豆衣裂开，再用水洗净，晾干。莲藕、红枣、生姜、章鱼、猪脚肉分别用水洗净。莲藕切块；生姜去皮，切2片；红枣去核；章鱼切块；猪脚肉切块。用适量水，猛火煮至水开，然后放入以上材料，改用中火煮3小时，加细盐调味，即可饮用。

功效：养肝补血，生发乌发。适用于少年白发，月经失调，血气不足。经常用此汤佐膳，可防治因血虚引起的脱发。血气不足，身体虚弱，精神体力欠佳，头晕眼花，耳鸣，心悸，失眠，脱发，少年白发，月经失调，都可用此汤作食疗。但身体燥热、患麻疹病者，不宜饮用。章鱼，有补气养血的功用。

 ## 黑豆鲤鱼汤

原料：黑豆40克，鲤鱼1条（约320克），生姜1片。

制法：黑豆洗净，浸3小时；生姜洗净；鲤鱼去鳞、鳃、肠，洗净，起锅，略煎。把原料放煲内，加适量水，猛火煲至滚，后用慢火煲至黑豆软熟，调味即可饮用。

功效：补肾益精，祛湿消肿，治小便不利。把黑豆略炒，鲤鱼煎黄后再煮汤，作用可增强。此汤治肾病水肿，小便不利，面色苍白，四肢不温，肾衰竭。

黑豆补肾 黄豆补脾 绿豆补肝 白豆补肺 红豆补心

黑豆补肾粥谱

粥，是用较多量的水加入米、豆或面，或在此基础上再加入其他食物煮成汤汁稠浓、水米交融的一类半流质食品。《粥谱》中说："粥于养老最宜，一省费，二味全，三津足，四利膈，五易消化。"古人认为粥是人世间第一补人之物。

 萝须枣豆粥

原料：胡萝卜100克，玉米须60克，红枣30克，黑豆50克。

制法：胡萝卜洗净切成小块。玉米须放锅中，加水适量，煮沸半小时后，捞出玉米须不用，然后下红枣、黑豆及胡萝卜块，再煮至豆烂即可食用。

服法：温热空腹服之，每日2次，连服数日。

功效：益气养肝，健脾益肾。适用于肝脾气虚引起的胸胁胀满、神倦乏力、不思饮食、忧郁烦闷等症。

 黑豆粥

原料：大米100克，黑豆50克。

制法：将黑豆洗净，去杂质，浸泡4小时；大米淘洗干净。

将黑豆、大米同放铝锅内，加水适量，置武火上烧沸，再用文火煮50分钟即成。

功效： 清热解毒，利大小便。大肠炎患者食用尤佳。

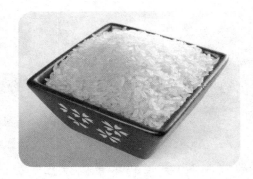

山楂黑豆粥

原料： 大米100克，山楂15克，黑豆50克。

制法： 山楂洗净切片；黑豆用清水浸泡4小时；大米淘洗干净。将大米、黑豆、山楂同放铝锅内，加水适量，置武火上烧沸，再用文火煮40分钟即成。

功效： 消食化积，止血。对肠炎患者疗效尤佳。

红枣黑豆大糙子粥

原料： 红枣30克，黑豆80克，玉米大糙子500克。

制法： 将红枣、黑豆、玉米糙子分别洗净，待用。先将黑豆、玉米糙子一起入锅，加水，熬40分钟。然后把红枣入锅，再熬20分钟即可。

特点： 此粥颜色紫黑，稠而不烂，口感很好。

功效： 红枣可以补血，补脾胃，兼养荣。黑豆含有丰富的蛋白质、脂肪和胡萝卜素，并含有维生素B_1、维生素B_2及烟酸等，可以活血，利水消谷，止腹胀。玉米糙子可以温中入脾胃，此粥最宜青壮年人食用。

黑豆补肾　黄豆补脾　绿豆补肝　白豆补肺　红豆补心

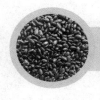

黑豆补肾药膳

药膳，是以药为膳食，以膳食为药物，通称食疗，即指用食物治病。

 法制黑豆（《景岳全书》）

配方： 黑大豆 500克，菟丝子 10克，山茱萸 15克，墨旱莲 10克，茯苓15克，五味子10克，当归 10克，枸杞子 15克，桑椹 15克，地骨皮 10克，熟地黄 15克，黑芝麻 30克，补骨脂 10克，食盐适量。

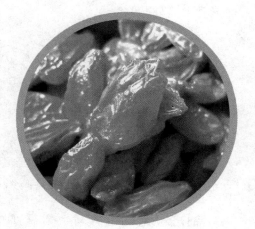

制法： 将黑豆用温水浸泡 30分钟，备用。将其余中药装入纱布袋内，扎紧袋口，放入砂锅内，加适量的水煎煮，每半小时取煎液1次，放入另盆内，再加水煎煮，如此共取煎液4次，备用。

将黑豆放入锅内，加进药煎液，放食盐，先以武火烧沸，再用文火焖至药液干涸。将药液煮过的黑豆晒干，装入瓷罐。

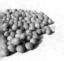
服法：每天取黑豆做菜，或随意嚼食，但每日不得超过60克。

功效：补肾益精，壮骨强筋。主治肾阴虚、肾精不足所致的头晕目眩、耳鸣耳聋、腰痛膝软、筋骨无力、两足痿软等症。

 黑豆独活汤

原料：黑豆60克，独活10克，米酒20毫升。

制法：将黑豆洗净，浸涨，同独活一起加水煮至豆烂，取汁加米酒调匀即可。

服法：每日1次，趁热饮。

功效：祛风止痛，活血通络。适用于神经性头痛、中风瘫痪、关节炎等症。

首乌盐黑豆（《夏季保健》）

原料：黑大豆5000克，何首乌1000克，大青盐60克。

制法：先取何首乌与青盐加水约20升共煮，先武火煮开，文火再煮1小时以上，滤去药渣，取药液与黑豆同煮，药液量以淹没黑豆为度，武火煮半小时，捞出阴至八成干，再加药液煮，再捞出阴干，如此反复9次即成。

服法：平时食用，每次细细咀嚼20～30粒，长期服用，必然获效。

功效：补肾养胃，延年益寿。

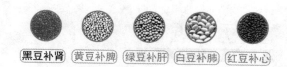

 护发芪党黑豆汤

原料： 北芪20克，党参20克，黑豆80克，猪瘦肉240克，生姜2片，红枣4枚。

制法： 将黑豆用白锅炒至豆衣裂开，再用清水洗净，沥干；生姜洗净，去皮，切两片；红枣洗净，去核；北芪、党参、猪瘦肉洗净，将以上材料放入煲开的水中，用中火煲3小时，以细盐调味，即可饮用。

功效： 补益气血，乌须黑发，强身健体。北芪和党参都是补气的药材。北芪有补脾益气、益气升阳的作用；党参补中益气、健脾胃；黑豆滋阴补血、益肝肾、明目、安神。用以上材料煲成的"芪党黑豆汤"有补血补气的作用。

补肝黑豆苁蓉淡菜汤

原料： 黑豆150克，肉苁蓉20克，淡菜150克，生姜2片。

制法： 黑豆放入铁锅中，不加油，炒至豆衣裂开，再用水洗净，晾干。肉苁蓉、淡菜、生姜分别用水洗净。生姜去皮，切2片。用适量水和生姜2片，猛火煲至水开，再放入黑豆、肉苁蓉和淡菜，中火煲3小时，加细盐调味，即可。

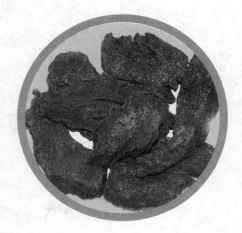

功效： 滋补肝肾。主治妇女带下，延缓衰老。经常用此汤佐

五豆补五脏
超便捷的五脏调养方

膳，可补益气血，令面色肌肤红润，防止衰老过早出现；又可补益肝肾，明目，令人眼睛充满神气；也能预防血虚腰痛、妇女白带过多的症状出现。如双目无神，面色苍白，慢性肾炎，小便频数，可以用此汤作食疗。

 养颜当归黑豆老鸡汤

原料： 当归头 40 克，黑豆 80 克，红枣 4 枚，生姜 2 片，老母鸡 1 只。

制法： 黑豆放入锅中，不必加油，炒至裂开，再用水洗净，沥干水。老母鸡洗净，去毛、去内脏、去肥膏。当归

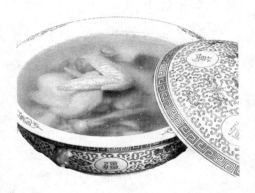

头、红枣和生姜用水洗净；红枣去核；生姜去皮，切片。放适量水于瓦煲内，用猛火煲开，放入全部材料，待水再滚，用中火煲3小时，以细盐调味，即可。

功效： 健脾开胃，补血养颜，祛风散寒。此汤补益功效佳，补血力强，日常饮用，可补益强壮，又能乌须黑发，增强抗病能力。

 养血熟地乌豆南枣泥鳅汤

原料： 熟地黄40克，黑豆80克，陈皮1块，南枣8枚，泥鳅640克。

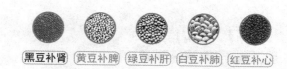
制法： 泥鳅用盐搓擦，用热水浸洗，去掉鱼身的黏液，去内脏和鱼头，用水洗净，放入锅，加生油烧热，将鱼身煎至微黄，取出；黑豆放入锅中，不必加油，炒至豆衣裂开，用水洗净，晾干；熟地黄、陈皮和南枣用水洗净。黑豆、陈皮和南枣放入煲内，加适量水，猛火煲至开，放入熟地黄和泥鳅，候水再开，用中火煲约3小时，加入细盐调味，即可。

服法： 佐膳饮用。

功效： 养血补肾，养阴敛汗，强身健体。此汤养血补肾、益阴敛汗，适合一家人日常佐膳饮用，又可补益强健身体，补血养颜。

 补虚川红花乌豆鲇鱼汤

原料： 川红花12克，黑豆150克，鲇鱼1条，陈皮1块。

制法： 将黑豆放入铁锅，不加油，炒至豆衣裂开，用水洗净，晾干。鲇鱼漂洗干净，去掉黏液，去内脏。川红花漂洗干净，放入纱布袋内。陈皮浸洗干净。瓦煲内加入清水，用猛火煲至水开，然后放入以上材料，待水开后改用中火续煲至黑豆熟烂，加细盐调味，即可食用。

功效： 滋补血气，活血祛瘀，健脾补肾。

 黄芪黑豆羊肚汤

原料： 羊肚1个，黄芪24克，黑豆40克，盐、胡椒粉、羊肉汤各适量。

制法：将羊肚洗净切丝，黄芪润透切片，黑豆去杂洗净。将羊肚、黄芪、黑豆、盐同入锅中，注入羊肉汤适量共煮，煮至羊肚熟烂，用胡椒粉调味即成。

功效：利水退肿，祛风解毒，健脾补虚。

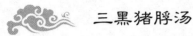 三黑猪脬汤

原料：黑补骨脂30克，黑芝麻15克，黑大豆30克，猪膀胱1具。

制法：将前3味洗净，冷水浸泡2小时备用；将猪膀胱洗净。把浸泡好的前3味原料装入膀胱内，并用线将膀胱口扎紧，置砂锅内文火清炖至烂熟。食前入盐少许，药、汤、膀胱一起服，隔日1剂，3剂为1个疗程。

功效：温肾涩尿。适用于肾阳不足所致小儿遗尿，症见夜间遗尿或出而不禁，肢冷恶寒，腰膝酸软，小便清长，智力迟钝，脉沉迟无力等。

五豆补五脏
超便捷的五脏调养方

第 五 章

黄豆补脾

 黑豆补肾 黄豆补脾 绿豆补肝 白豆补肺 红豆补心

黄豆补脾

黄豆又名大豆。

《史记》头一篇《五帝本纪》中写道:"炎帝欲侵陵诸侯,诸侯咸归轩辕。轩辕乃修德振兵,治五气,鞠五种,抚五民,庆四方。"郑玄曰:"五种,黍稷菽麦稻也。"司马迁在《史记•卷二十七》中写道:"铺至下铺,为菽",由此可见轩辕黄帝时已种菽。朱绍侯主编的《中国古代史》中谈到商代(公元前16世纪—前11世纪)经济和文化的发展时指出:"主要的农作物,如黍、稷、粟、麦(大麦)、来(小麦)、秕、稻、菽(大豆)等都见于《卜辞》。"卜慕华指出:"以我国而言,公元前1000年以前殷商时代有了甲骨文,当然记载得非常有限。在农作物方面,辨别出有黍、稷、豆、麦、稻、桑等,是当时人民主要依以为生的作物。"清代学者严可均校辑《全上古三代秦汉三国六朝文》卷一中指出:"大豆生于槐。出于沮石之峪中。九十日华。六十日熟。凡一百五十日成,忌于卯。"我国最早的一部诗歌集《诗经》收有西周时代的诗歌300余首,其中多次提到菽。由《诗经》来看,我国栽培大豆已有3000年左右的历史。描述夏商时代的《夏小正》中指出:"五月参见初昏大火中,大火者心也,心中种黍菽时也。"

从上述文献可知,我国栽培大豆的历史已有数千年之久。从

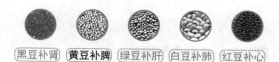

《诗经》来看，我国栽培大豆已有3000年左右的历史。从《史记·五帝本纪》来看已有4500余年历史。从出土文物可以证明，栽培大豆起源于中国。我国考古工作者1959年于山西省侯马县发现大豆粒多颗，现存于北京自然博物馆植物世界中，根据^{14}C测定，这些大豆距今已有2300年，系战国时代遗物，黄色豆粒，百粒重18～20克。这是迄今为止世界上发现最早的大豆出土文物。它直接证明当时已有大豆种植。1953年于洛阳烧沟汉墓中出土的2000年前的陶制粮仓上，有用朱砂写的"大豆万石"字样。杨直民等（1980年）指出："近年长沙出土的西汉初年马王堆墓葬中，发现有水稻、小麦、大麦、粟、黍、大豆、赤豆、大麻子。"从中国现有出土的粟稻文物也证明早在六七千年前中国就有农业。距今七八千年或5000年之间，在黄河中下游和长江中下游一代的氏话公社比其他地区发展得较早和较快一些。在北方主要种植耐旱而自生力较强的粟类作物，古代称为稷。在磁山遗址（河北省武安磁山文化）的窖穴、房屋和墓葬中，发现有粟及其皮壳。作为裴李岗文化和磁山文化典型器物的石磨盘和磨棒，就是用以碾去粟的皮壳作为粮食加工的工具。粟在六七千年以前就成为我国北方的主要粮食。浙江省余姚市钱塘江口以南的河姆渡遗址下层，发现有大量金黄色的稻谷，还有带叶的稻茎，经鉴定是人工栽培的稻，这说明黄河、长江中下游栽培稻谷已有7000年的历史。由此可见，我国粟稻栽培已有六七千年的历史。根据这些出土文物说明黄帝时五种中有大豆也是完全有可能的。

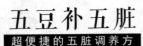

1 中医药学对黄豆的传统认识

大豆味甘、性平,入脾、大肠经;具有健脾宽中、润燥消水、清热解毒、益气的功效;主治疳积泻痢、腹胀羸瘦、妊娠中毒、疮痈肿毒、外伤出血等。我国栽培大豆的历史已有数千年之久。

《神农本草经》说:"生大豆,味甘平。除痈肿……止痛。"

《食物本草会纂》说:"宽中下气,利大肠,消水肿毒";豆腐、豆浆、豆芽等豆制品具有宽中益气、和脾胃、消胀满的作用。

《延寿书》说:"……久痢,白豆腐醋煎食之即愈。面青肿,豆腐切片贴之,频易。"

豆芽又称大豆黄卷,《神农本草经》说:"大豆黄卷,味甘平,主湿痹筋挛膝痛。"

李时珍在《本草纲目》中说它有"容颜红白,永不憔悴""作澡豆,令人面光泽"的作用。

《本草拾遗》认为豆粉:"久服好颜色,变白不老。"

《名医别录》认为黄豆芽具有"去黑,润肌肤皮毛"的作用。

"肥白方"(《肘后方》)只用黄豆芽一味,磨成豆粉,制成蜜丸。内服后能增进食欲,使瘦人变得肥白。

正如孙思邈在《千金翼方》中所说:"面脂手膏,衣香澡豆,士人贵胜,皆是所要。"

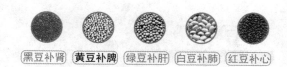

黑豆补肾　黄豆补脾　绿豆补肝　白豆补肺　红豆补心

　　《肘后方》的大豆煎是被隋炀帝后宫所采用的一张官廷秘方，它是将黑大豆在醋中浸泡一两夜，加热煮烂，去渣后小火浓缩的药液，涂发后可收到"染发须，白合黑，黑如漆色"的功效。这张染发方效果虽不及近代的化学染发剂，但说明古人就对大豆的外用染发作用有所认识。

　　梁代《名医别录》说黄豆可以"逐水胀，除胃中热痹、伤中淋露，下瘀血，散五脏结积内寒"等。

　　明代李时珍指出："大豆治肾病，利水下气，制诸风热，活血，解诸毒。"并举《延年秘录》"服食大豆"方云：大豆五升，如作酱法，取黄捣末，以猪肪炼膏，和丸梧桐子大。每服五十丸至百丸，温酒送下。可令人"长肌肤，益颜色，填骨髓，加气力，补虚能食"。

　　黄宫绣《本草求真》有一段论述甚为精到："黄大豆，按书既言味甘，服多壅气，生痰动嗽；又曰宽中下气，利大肠，消水胀肿毒，其理似属一两歧。岂知书方甘壅而滞，是即炒熟而气不泄之意也；书言宽中下气利肠，是即生冷未炒熟之意也。凡物生则疏泄，服之多有疏泄之害。故豆须分生熟，而治则有补泻之别耳。用补，则须假以炒熟，然必少食则宜，若使多服不节，则必见有生痰、壅气、动嗽之弊矣。"

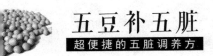

2 黄豆的现代药理研究

● 增强机体免疫功能

大豆含有丰富的蛋白质，含有多种人体必需的氨基酸，可以提高人体免疫力。

● 防止血管硬化

黄豆中的卵磷脂可除掉附在血管壁上的胆固醇，防止血管硬化，预防心血管疾病，保护心脏。还具有防止肝内积存过多脂肪的作用，从而可有效地防治因肥胖而引起的脂肪肝。

● 通导大便

大豆中含有的可溶性纤维既可通便，又能降低胆固醇含量。

● 降糖、降脂

大豆中含有一种抑制胰酶的物质，对糖尿病有治疗作用。大豆所含的皂苷有明显的降血脂作用，同时可抑制体重增加。

大豆异黄酮是一种结构与雌激素相似，具有雌激素活性的植物性雌激素，能够减轻女性更年期综合征症状、延迟女性细胞衰老、使皮肤保持弹性、养颜、减少骨丢失、促进骨生成、降血脂等。

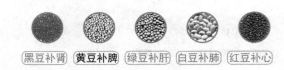

3 黄豆的临床应用

● 健脾消肿散

黄豆250克，花生100克，炒熟研为末，麦芽50克，研末去渣，再加入细米糠30克，白糖100克。混合均匀，每次嚼服30～60克，或温开水送下。

本方用黄豆、花生与米糠健脾胃、消水肿，麦芽助消化，白糖调味而补中。用于脾虚或营养不良性水肿。

● 黄豆皂矾丸

炒黄豆60克，煅皂矾30克。共研为细末，以大枣煎汤制成丸剂。每次服10克，分2次服。

本方能益脾补血，补充铁质。皂矾主要含硫酸亚铁，专于补充铁质。用于缺铁性贫血。

● 黄豆疗痹汤

黄豆30～60克，加水煎汤服。

本方源于日本《动植物民间药》，大抵取黄豆健脾除湿作用，用于湿热痹痛，筋脉拘挛。

● 有助于降血压

很多高血压病患者服用的抗高血压药中都含有利尿成分，容易导致体内的钾元素代谢排出，如果不注意及时补充，很容易导

五豆补五脏
超便捷的五脏调养方

致低钾血症，出现乏力、心慌、胸闷等不适。

安徽省中医院心血管内科的程晓昱主任说，黄豆中含有丰富的钾元素，每100克黄豆含钾量高达1503毫克，比很多蔬菜、水果的含钾量都要高，长期服用含有利尿成分抗高血压药的高血压病患者，经常吃点黄豆，对及时补充体内钾元素很有帮助。

黄豆中的蛋白质和豆固酸还能显著改善和降低体内的血脂和胆固醇，黄豆中的不饱和脂肪酸和大豆磷脂等成分，对于保持血管弹性和防止脂肪肝形成也具有很好的作用，这对于高血压病患者来说都是很重要的。黄豆虽具有丰富的营养价值，但是也并非人人都适宜食用。

注意：高血压肾病患者应慎食黄豆。高血压肾病患者由于肾功能损害，钾元素不容易排出体外，此时如果再吃黄豆，很容易导致高钾血症，出现胸闷、心慌、心律失常等情况，严重者甚至会发生猝死。

专家建议

黄豆一定要整粒地吃，才能起到好的降血压效果，平时用沸水焯一下拌凉菜，炒菜或是煲汤、煮粥都可适当放一点。但如果喝鲜黄豆磨成的豆浆，其降血压作用就要大打折扣了，每100克豆浆中含钾量仅为48毫克。

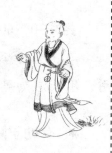

104

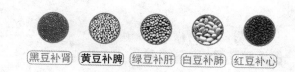

黑豆补肾　黄豆补脾　绿豆补肝　白豆补肺　红豆补心

4　多种多样的豆类食品

用黄豆作原料可加工制成百种以上的食品。这些豆制品物美价廉，如常吃的豆腐、豆腐干、豆腐条、豆芽、豆浆等。特别是豆腐、豆芽有着悠久的历史，是我国人民喜爱的传统食品。据史料记载，周代已有豆腐；前汉的古籍中有"刘安做豆腐"的记载。李时珍在《本草纲目》中也说："豆腐之法，始于前汉淮南王刘安。"在元代郑允瑞的《豆腐赞》一诗说："种豆南山下，霜风老荚鲜，磨砻流玉乳，煎煮结清泉，色比土酥净，香逾石髓坚，味之有余美，五食勿与传。"看来，我国人民在2000年前已会制作豆腐，真可谓源远流长。

用大豆做的豆芽也很好吃。明代诗人陈嶷的《豆芽赋》里说："有彼物兮，冰肌玉质，子不入于污泥，根不资于扶植。金芽寸长，珠蕤双粒；匪绿匪青，不丹不赤；白龙之须，春蚕之蛰。"写得非常形象、贴切，说明人们对于豆芽的喜爱。

现在，黄豆不但是"代乳粉"的主要成分，有些食品厂还将黄豆研制成豆奶、豆炼乳、豆乳粉等十几种黄豆蛋白新食品，内含蛋白质、脂肪、维生素、矿物质以及多种人体不能合成而又必需的氨基酸，有利于人体营养的补充和新陈代谢的平衡。黄豆含胆固醇极少，是高血压、动脉硬化、心脏病等病人的有益食品。经过加工的各种豆制品，其蛋白质在人体中的吸收率可达90％以上，特别是豆腐，蛋白质的吸收率可达95％。现在，又用黄豆制成了"植物蛋白肉"，深受人们欢迎。

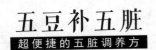

5 黄豆营养作用

黄豆蛋白质含量高达40％左右，最优质的可达50％左右，相当于猪瘦肉的2倍多，鸡蛋的3倍，黄豆蛋白质的氨基酸的组成比较接近人体所需要的氨基酸，属于完全蛋白，其中赖氨酸含量较多。在每百克黄豆中，含蛋白质（蛋白质食品）36.3克，脂肪18.4克，糖类25克，粗纤维4.8克，钙（钙食品）367毫克，磷571毫克，铁（铁食品）11毫克，胡萝卜素0.40毫克，维生素 B_1（维生素食品）0.79毫克，维生素 B_2 0.25毫克，烟酸2.1毫克，还含有一定量的维生素A、维生素E和胆碱、钠等矿物质。

黄豆内含有一种脂肪物质叫亚油酸，能促进儿童的神经发育，还具有降低血中胆固醇的作用，是预防高血压、冠心病、动脉硬化等的良好食品。此外，黄豆内还含有丰富的B族维生素和钙、磷、铁等无机盐。干黄豆内虽不含维生素C，但发芽后能产生维生素C，在蔬菜淡季可补充食用。生黄豆中，含有抗胰蛋白酶因子，影响人体对黄豆内营养成分的吸收。所以食用黄豆及豆制食品，烧煮时间应长于一般食品，以高温来破坏这些因子，提高黄豆蛋白的营养价值。

6 食用注意事项

黄豆性偏寒，胃寒者和易腹泻、腹胀、脾虚者及常出现遗精的肾亏者不宜多食。不可生吃，有毒。食用了不完全熟的豆浆可

黑豆补肾　黄豆补脾　绿豆补肝　白豆补肺　红豆补心

能出现胀肚、腹泻、呕吐、发热等不同程度的食物中毒症状。因为生大豆中含有一种胰蛋白酶抑制剂，进入机体后抑制体内胰蛋白酶的正常活性，并对胃肠有刺激作用。

现在市场上多个品牌的豆浆机最高熬煮温度都达不到100℃，制出的豆浆事实上是不完全熟的，豆浆机磨完豆浆在锅上加热煮过，黄豆浆要煮开7次（或开后再煮15分钟左右）才可安全食用。

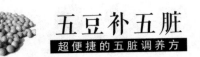

黄豆补脾美味佳肴

蒜泥拌黄豆

原料： 嫩黄豆500克，蒜泥50克，食盐、味精各少许，酱油、醋、辣油各适量。

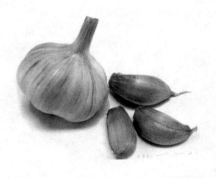

制法： 嫩黄豆拣洗干净，放入开水锅里煮熟，捞出沥干，放入食盐拌匀。

将蒜泥、味精、酱油、醋、辣油调成汁，倒入黄豆里，搅拌均匀即可。

功效： 健脾利水，温中散寒。适用于胃寒腹痛、大便溏薄、纳呆腹胀等。

说明： 本品主要由大蒜及黄豆组成。大蒜为众所周知的食疗佳品，不但营养丰富，含有多种维生素，而且还有很强的抑菌作用，对痢疾杆菌、大肠埃希菌、伤寒杆菌、金黄色葡萄球菌都有杀灭作用，还具有降血脂、增强人体免疫力的功能。黄豆具有健脾和胃、祛湿利水的作用。因此，本品对腹痛腹胀、消化不良及急性胃肠炎所致的腹泻有一定的治疗功效。

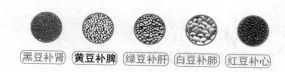

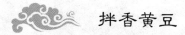 ## 拌香黄豆

原料： 黄豆250克，食盐25克，酱油50毫升，黄酒、五香粉、葱花、麻油各适量。

制法： 黄豆洗净，倒入锅里，加水浸过豆面，倒入五香粉，先用旺火煮15分钟，再用小火焖煮，待酥前加入盐、酱油、黄酒等佐料。

等焖至黄豆皮发涨，汤成浓汁时起锅，待凉装盘。吃时可加些葱花、麻油。

功效： 健脾宽中，润燥消水。适用于体虚消瘦、面目浮肿、纳呆腹胀等。

说明： 黄豆被誉为"豆中之王"，营养全面而丰富，它含有35%～40%的蛋白质，比猪瘦肉的蛋白质还高1倍多，其中含有许多人体所必需的氨基酸，它所含有的不饱和脂肪酸具有降低胆固醇，防治血管硬化、高血压、高脂血症的功效。中医也认为黄豆具有很好的药用价值，李时珍认为大豆能"治肾病，利水下气，制诸风热，活血，解诸毒"，因此本品具有健脾益肾、理气行水之功能。

黄豆虾仁

原料： 鲜虾仁150克，黄豆75克，精盐适量，芝麻油10克，味精1克，冷鲜汤20毫升。

制法： 鲜虾仁挑去杂质，用清水洗涤干净，放入沸水锅内加热至刚熟，捞出待用。黄豆（鲜黄豆）用清水淘洗干净，放入沸

五豆补五脏
超便捷的五脏调养方

水锅内加热至刚熟，捞出备用。

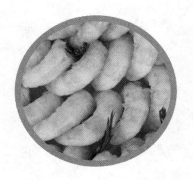

将精盐、味精、冷鲜汤、芝麻油装入碗内调和均匀成咸鲜味汁。

将鲜虾仁、黄豆、咸鲜味汁放在一起拌匀，再装入菜盘内即成。

特点：本品色泽自然艳丽，虾仁质地鲜嫩，鲜黄豆色绿清香，咸鲜爽口。

 雪菜炒黄豆

原料：毛豆仁250克，雪菜130克，肉丝100克，白糖10克，料酒10毫升，鸡精2克，淀粉少许。

制法：雪菜洗净切成末备用。肉丝加料酒、淀粉搅拌均匀后静置约15分钟，备用。热锅入油，油温后下肉丝滑炒，炒熟后盛出备用。另起锅放油，油温后下毛豆仁煸炒，然后下雪菜炒几下，加入少许清水，调入糖和鸡精，大火煮2分钟。把肉丝重新倒回锅里，炒匀即可。

蚝油拌面

原料：蚝油100毫升，切面500克，油菜200克，黄豆芽100克，精盐6克，酱油15毫升，味精1克，麻油50毫升。

制法：将面条放入开水锅中煮熟，捞出下入冷水中过凉，取出沥干水分，挑散，加麻油拌匀。将油菜、黄豆芽分别放入开水中焯一下。把蚝油、精盐、酱油、味精调成味汁，倒入碗中。

香椿拌黄豆芽

原料： 黄豆芽200克，香椿30克，精盐、味精、麻油各适量。

制法： 将黄豆芽洗净，放沸水中焯熟，捞出控尽水。将香椿切段，放沸水中过一下即捞出，控水待凉。将豆芽装盘，加入精盐、味精、麻油拌匀，再将香椿段散放在黄豆芽上面即成。

功效： 清热解毒，健脾理气。适用于感冒头痛、慢性胃炎、慢性支气管炎、习惯性便秘等症。

黄豆鸡翅

效用： 强筋健骨，延缓衰老，永葆青春。

原料： 鸡翅500克，黄豆250克，花生油75毫升，酱油100毫升，料酒25毫升，白糖15克，清水500毫升，葱段、姜片各适量。

制法： 黄豆洗净，在清水中浸泡12小时，充分涨发后，捞出，洗净。鸡翅洗净，在案板上用刀切成4厘米长的块。切葱段、姜片。

锅架火上，放油，旺火烧至七八成热，放入葱、姜，炒香，取出，加入鸡翅，炒成深黄色。

在砂锅内放黄豆、鸡翅，加入清水500克（没过鸡翅）。再加入酱油、料酒、白糖，调好味，旺火烧开，撇去浮沫，改用小火烧焖1小时，即可出锅装盘。

功效： 此菜含有丰富的核酸，又含多种矿物质，是理想的强筋健骨、抗衰老、葆青春的菜肴。

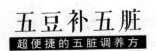

黄豆补脾营养汤膳

 ### 昆布海藻煲黄豆

功效： 昆布、海藻各30克，黄豆150～200克，调味品适量。

制法： 取昆布、海藻、黄豆煲汤，加盐或加糖调味均可。

说明： 昆布海藻煲黄豆可治单纯性甲状腺肿、慢性颈淋巴腺炎、高血压等疾病，也可作暑天清凉饮料。昆布，是翅藻科植物昆布的干燥叶状体。产于福建、山东、广东等地。性味咸、寒，入肺、胃经。含蛋白质、碘、氨基酸、昆布素、藻胶素、胡萝卜素、维生素B_1、维生素B_2等。昆布清热消痰，软坚散结，降血压。《名医别录》说它"主十二种水肿，瘿瘤聚结气"。《药性论》认为它"利水道，去面肿"。《玉楸药解》说它能"泄水去湿，破积软坚"并治"瘰疬瘿瘤"。海藻，是马尾藻科多年生植物羊栖菜、海蒿子等的干燥全草。主产于山东、广东、福建等沿海地区。性味咸、寒，入肝、胃经。含碘、甘露蜜醇、蛋白质、脂肪、糖类、黏液质、褐藻酸等。海藻清热软坚，清血利尿，散瘿瘤结气和颈下硬结。《神农本草经》说它"主瘿瘤气，颈下核，破散结气、痈肿癥瘕、坚气"。《名医别录》说用它"治气痰结满"。《本草蒙筌》说它能"治项间瘰疬，消项下瘿囊，利水道，通癃闭成淋，泻水气，除胀满作肿"。

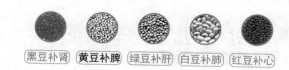

黑豆补肾 黄豆补脾 绿豆补肝 白豆补肺 红豆补心

注意： 平素怕吃寒凉食品或胃寒患者勿服。

 金针菜黄豆煲猪脚

原料： 金针菜30克，黄豆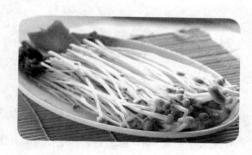
60克，猪脚1只，调味品适量。

制法： 取金针菜、黄豆、
猪脚，加清水适量，煲汤，
调味。

服法： 每日或隔日1次，3～5次显效。

功效： 养血通乳，促进乳汁分泌。民间常用以治疗妇女产
后缺乳。金针菜，又名黄花菜，是百合科植物萱草的花蕾。性
味甘、凉。《本草图经》说它能"安五脏，补心志，明目"。
《滇南本草》记载它能"治妇人虚烧血干"。猪脚性味甘咸、
平。《名医别录》说它能"下乳汁"《千金方》用它治"乳
无汁"。

 芫荽黄豆汤

原料： 芫荽30克，黄豆50克，食盐适量。

制法： 取鲜芫荽、黄豆、加水两碗半煎至一碗半，用食盐少
许调味。

功效： 健胃，宽中，祛风，解毒。民间用以治疗感冒风寒、
流行性感冒发热头痛等症。芫荽又称香菜、胡荽，性味辛、温，
入肺、脾经。功能发汗，消食，下气。《嘉祐本草》说它能"拔

四肢热，止头痛"。《日用本草》记载它能"消谷化气，通大小肠结气，治头疼齿痛"。《医林纂要》认为它能"升散阴气，辟邪气，发汗"。

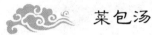

菜包汤

原料：无皮猪上肉250克，黄豆芽150克，生菜500克，湿冬菇25克，姜米2克，葱花5克，葱若干条，干生粉10克，精盐10克，味精5克，胡椒粉0.05克，麻油0.1毫升，花生油15毫升。

制法：把猪上肉、黄豆芽、湿冬菇洗净，然后把各料剁碎再与姜米、葱花、干生粉、精盐4克、麻油拌匀做成馅料。

将完整的生菜叶洗净后，飞水，然后用清水把生菜叶泡凉，用清洁的干毛巾吸干生菜叶的水，将每张生菜叶包上适量馅料，制成"日"字形的菜包并用飞水后的葱条捆扎。

把清水适量烧沸，调入精盐6克，再放入味精、胡椒粉，放入葱扎菜包，滚至菜包熟即成。

红枣枸杞豆浆

原料：干黄豆60克，红枣15克，枸杞子10克，清水若干。

制法：提前将黄豆浸泡充分备用。因气温不一样，各季节所需浸泡的时间也不一样，夏季只需六七小时就可以了，冬季则要泡上十余小时。

将红枣洗干净去核，将枸杞子和泡好的黄豆清洗干净，放入

黑豆补肾　黄豆补脾　绿豆补肝　白豆补肺　红豆补心

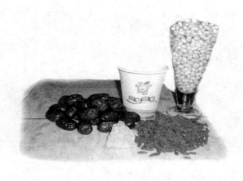

有熬煮功能的豆浆机网罩内，在豆浆机内注入1200毫升左右的清水，水量不要超过杯体的上下水位线，加到两条水位线之间即可，然后将豆浆机机头安装到杯体上。

插上电源，按启动键，机器开始全自动工作，十几分钟后，浓香扑鼻的红枣枸杞豆浆就做好了。

功效：常饮此豆浆可补虚益气，安神补肾，改善心肌营养，对心血管疾病患者有一定的益处，能增强人体免疫功能，是日常保健的佳品。

黄豆猪蹄汤

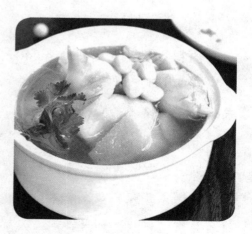

原料：猪蹄1只（约640克），黄豆160克，清水、黄酒、葱、姜、盐、味精各适量。

制法：猪蹄用沸水烫后拔净毛，刮去浮皮，加清水、姜片煮沸，撇沫，加黄酒、葱段及冷水浸泡过1小时的黄豆加盖用慢火焖煮至半酥，加调料再煮1小时即成。

功效：补脾益胃，养血通乳，润泽肌肤。适用于产后无乳或少乳。本汤是催乳和胃的佳肴，可使人体强壮而不肥胖，还可治疗皮肤干皱粗糙。

豆芽雪菜豆腐汤

原料： 黄豆芽、豆腐各240克，雪菜80克，豆油、味精、盐、葱丁各适量。

制法： 把黄豆芽洗净去皮，豆腐切成丁，雪菜洗净切丁。锅内放油，烧热，放入葱丁炒，再放入黄豆芽，炒出香味时加适量的水，在旺火上烧开。黄豆芽酥烂时，放入雪菜、豆腐，改小火慢炖10分钟，加入盐、味精即可出锅。

功效： 祛风清热，解毒健脾，健美肌肤。适用于风疹，维护皮肤健美，是家庭经济实惠汤品。

猪血豆芽汤

原料： 黄豆芽、猪血各240克，蒜头2颗，料酒、葱、生姜末、盐、味精各适量。

制法： 黄豆芽去根洗净；猪血划成小方块，清水漂净；油少许，爆香蒜蓉、葱、姜末；下

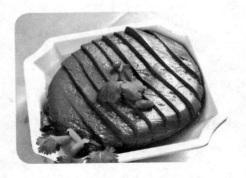

猪血并烹上料酒，加水煮沸，入豆芽，再煮2分钟，调味即可。

功效： 祛风止咳，清热解毒，润肺补血。适用于风邪外袭、肺胃积热之咳嗽、咯血、头晕，缺铁性贫血，以及防治棉尘肺、

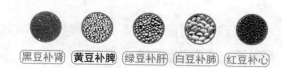
黑豆补肾 黄豆补脾 绿豆补肝 白豆补肺 红豆补心

矽肺。

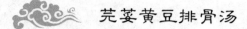
芫荽黄豆排骨汤

原料： 黄豆160克，排骨480克斩块，芫荽80克，姜1片，盐适量。

制法： 芫荽洗净。黄豆浸泡半小时，洗净。排骨煮开5分钟，捞起洗净。水适量烧开，将黄豆、芫荽、姜、排骨放入锅内煲开，慢火煲3小时，下盐调味即可。

功效： 健胃宽中，清热解毒，增进食欲。

糙米醋泡豆

原料： 黄豆、糙米醋适量。

制法： 黄豆用水洗净，浸入水中30～40分钟，以除去黄豆的涩味。将浸软后的黄豆，放在宽嘴的瓶（玻璃容器）中，再将糙米醋倒入。将瓶盖盖上后密封，置于避免阳光照射之阴暗处。如在炎热的夏季，最好置于冰箱内保存。让吸进醋的黄豆浮在液面，必要时再加些醋。在室温中，5～6天即可饮用。置于冰箱中，则需1周方可饮用。

服法： 三餐后食用，每次食用时，先将5粒黄豆慢慢咀嚼，再饮醋汁，若醋汁太浓，可加些水稀释后饮用。

功效： 食用糙米醋泡豆可防止动脉硬化，糙米醋含丰富的氨基酸。古代制造糙米醋的方法就是将糙米和水放入缸中，经过一年的发酵而成。糙米醋呈琥珀色，味道温和，闻起来不会刺激鼻子，含在嘴里有滑溜的感觉，是由20种以上的氨基酸混合而成，与由多种有机酸混合而成的醋是不同的。糙米醋可提高肝功能，消除疲劳。

注意：新黄豆通常在11月份上市，这段时间最好将黄豆一并买下，而每次的浸泡量为400～600克。过多地浸泡黄豆不但饮用不完，且会使醋里有过多的黄豆涩味，无法发挥降低血压的作用，必须注意。

 祛湿芽菜金针菇瘦肉汤

原料：金针菇150克，大豆芽菜150克，生姜2片，瘦肉240克，细盐、生抽、砂糖、粟粉油、水各适量。

制法：细盐、生抽、砂糖和粟粉调匀，做成腌料；瘦肉用水洗净，抹干，切片，加入

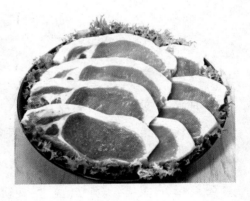

腌料，使腌入味；金针菇、大豆芽菜、生姜用水洗净；金针菇、大豆芽菜切尾；生姜去皮，切片。生姜片、大豆芽菜放入锅中，加油、爆透，铲起。加适量水，猛火烧开，放入全部材料，待水再开，用中火滚至肉片、金针菇等熟透，加入细盐调味，即可饮用。

功效：健脾开胃，祛湿除烦。本品味道鲜甜，不肥不腻，适合一家人日常饮用。天气潮湿饮用此汤，可消除湿气。

黑豆补肾　黄豆补脾　绿豆补肝　白豆补肺　红豆补心

 ## 消暑节瓜大豆芽菜猪舌汤

原料： 大豆芽菜320克，节瓜640克，陈皮1小块，猪舌1条。

制法： 大豆芽菜去根须，用水洗净，滴干放入锅内，不必加油，微炒至软身；节瓜刮去茸毛、瓜皮，切去蒂，用水洗净，切块；将猪舌放入开水中煮5分钟，取出，刮去舌苔，用水洗净；陈皮用水浸透洗净。加水入瓦煲至水开，放入全部材料，候水再开，中火煲至猪舌熟透，以细盐调味即可。

功效： 清利湿热，利尿消肿，消除疲劳。适合一家人饮用。如患肝炎病症，烦热胸闷，无胃口，倦怠乏力，小便黄赤，大便稀溏，可用此汤佐膳食疗。

清热大豆芽菜蚬肉汤

原料： 大豆芽菜640克，猪血640克，蚬肉320克，生姜1片，盐适量。

制法： 大豆芽菜去根须，用水洗净，滴干水，放入锅内，不必加油，微炒至软身，铲起；已煮熟的猪血，用水洗净，切块；蚬肉，以细盐拌匀，轻搓擦，再用水洗净，滴干水；生姜用水洗净，去皮，切片。姜油起锅，爆炒蚬肉片刻，铲起，放入瓦煲内，加适量水，猛火煲开，放入大豆芽菜、姜片，待水再开，放入猪血，继续煮开约20分钟，加入细盐调味即可。

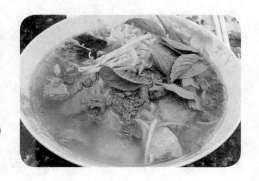

功效：清热解毒，利尿除湿，消除疲劳。本汤清爽甘甜，适合一家人日常饮用，可清热、利湿，使小便顺畅。

 活络黄豆红枣瘦肉脚筋汤

原料： 黄豆120克，红枣10枚，陈皮1块，猪脚筋120克，猪瘦肉120克，生姜适量。

制法： 黄豆、陈皮用水浸透，洗净；红枣和生姜用水洗净。红枣去核；生姜去皮，切片；猪脚筋用滚水浸透，洗净，切成段；猪瘦肉用水洗净。将材料全部放入瓦煲内，加入水，煲至水开，用中火煲4小时，以细盐调味，即可饮用。

功效： 补益气血，强壮筋骨。此汤适合一家人作为强壮身体的补益汤水，补而不燥，可强筋健骨。如气血不足，虚不受补，手脚抽筋疼痛，可用此汤佐膳作食疗。

注意： 患疮痘期间不宜饮用此汤。

 提神黄豆节瓜鱼尾汤

原料： 黄豆80克，节瓜400克，生姜1片，鲩鱼尾320克。

制法： 黄豆先用温水浸泡至软身，再用水洗净。节瓜刮去皮，用水洗净，切厚件。生姜用水洗净，刮去皮，切片。新鲜鲩鱼尾，刮去鱼鳞，

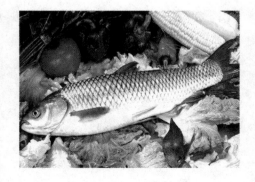

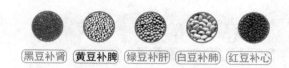
用水洗净，抹干水，于鱼尾上放少许细盐，抹匀，腌片刻。姜油起锅，放入鲩鱼尾，煎至微黄色，铲起。瓦煲内加入清水，先用猛火煲至开，然后放入以上材料，候水再开，改用中火煲，即可饮用。

功效：增加食欲，滋补营养，消除疲劳。本汤清淡可口，适合一家人饮用，尤其是在夏天，天气炎热，精神不振，疲倦乏力，更宜作食疗。

养肝金针菇黄豆红枣猪脚汤

原料：金针菇40克，黄豆120克，红枣4枚，猪脚肉480克。

制法：剪去金针菇硬的部分，用水洗净。黄豆用水浸透，洗净。红枣用水洗净，去核。猪脚肉用水洗净。锅内加适量水，猛火煲至水开，放入全部材料，待水开后改用中火煲3小时，加入细盐调味，即可饮用。

功效：健脾养肝，解郁安神，滋补营养。精神抑郁，情绪低落，睡眠不安者，可用此汤佐膳作食疗。

黄豆炖猪肝

原料：猪肝500克，黄豆100克，猪油30克，桂皮、茴香、料酒、酱油、精盐、味精各适量。

制法：猪肝洗净，剔去筋，切片，放入沸水锅中焯一下，除去血水，捞出，沥干水分，放入碗内，加入料酒、精盐稍腌片刻入味。桂皮、茴香切碎。黄豆洗净。

锅架火上，放入水1000毫升，下黄豆，旺火烧开，改用中火煲至汤色乳白，豆粒成酥时，放入猪肝片、桂皮碎末、茴香及各种调料，炖30分钟，汤浓即成。

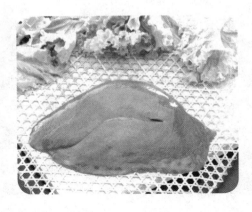

功效：永葆青春，抑制肿瘤，延缓衰老。猪肝与黄豆均属富含增强生命活力之核酸营养素，同时，含有较多的保持青春之维生素，强腰健骨之矿物质和抑制肿瘤之纤维素，具有延缓衰老之功效。

 黄豆豆腐大头菜汤

原料：大头菜2个，黄豆80克，豆腐2块，盐少许。

制法：大头菜切2片浸透，去咸味，洗干净；黄豆浸透，洗干净；豆腐洗干净；切小方块。大头菜和黄豆放瓦煲内，加清水，用猛火煲至水滚，后改中火煲至黄豆熟透，再放入豆腐，滚片刻，加入盐调味，即可饮用。

功效：祛湿消肿。主治大便稀烂，小便短少。

 肉丝黄豆汤

原料：猪脚肉150克，猪骨1根（约20克），黄豆250克，青大蒜1根，黄酒25毫升，精盐5克，味精4克，葱结1只，姜1小块。

制法：猪脚肉切成粗肉丝（黄豆芽粗细），猪骨洗干净，劈

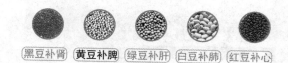

黑豆补肾　黄豆补脾　绿豆补肝　白豆补肺　红豆补心

开斩段，青大蒜去根须、黄叶，洗净后切成青蒜丝。

　　黄豆洗一下，拣去杂质，可预先浸泡半天。盛入砂锅内，加清水1000毫升、猪骨、肉丝，大火烧开后撇去浮沫，加黄酒、葱结、姜块，盖上锅盖转小火，汤微开后焖1小时左右（至豆酥化即好），见豆壳爆裂，汤浓而香，除去葱、姜、猪骨，转火烧滚后加入青蒜丝、盐、味精，烧开盛入碗内上席。

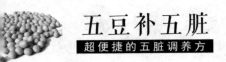

五豆补五脏
超便捷的五脏调养方

黄豆补脾粥膳

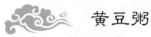

黄豆粥

原料：黄豆50克，籼米100克，清水1500克。

制法：黄豆用清水浸泡过夜，淘洗干净。籼米淘洗干净，与黄豆一同下锅，加清水，上火烧开后转用小火熬煮成粥即可。

功效：健脾宽中，润燥消肿，解毒。主治疳积泻痢、腹胀羸瘦、妊娠中毒、疮痈肿毒、筋痛拘挛、膝痛湿痹等症。

枸杞生姜豆芽粥

原料：大米100克，枸杞子15克，生姜10克，黄豆芽50克。

制法：将生姜洗净，切成细丝；黄豆芽洗净，除去根须；枸杞子洗净；大米淘洗干净。将大米、黄豆芽、生姜同放铝锅内，加水置武火上烧沸，再用文火煮35分钟，加入枸杞子即成。

功效：温胃，除湿，减肥。

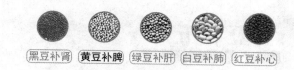

山药豆芽粥

原料： 大米100克，山药20克，黄豆芽50克。

制法： 将山药浸泡一夜，切成3厘米见方的薄片；黄豆芽洗净；大米淘洗干净。将大米、山药、黄豆芽同放锅内，加水置武火上烧沸，再用文火煮35分钟即成。

功效： 健脾，利尿，减肥。

山药枸杞豆浆粥

原料： 大米100克，枸杞子15克，山药20克，豆浆100毫升。

制法： 将山药用清水浸泡一夜，切成3厘米见方的薄片；枸杞子洗净；大米淘洗干净；黄豆用清水浸泡一夜，磨碎过滤取用豆浆。将大米、山药放入铝锅内，加水置武火上烧沸，再用文火煮35分钟，加入豆浆，枸杞子再煮3分钟即成。

功效： 健脾清热，利尿减肥。

生姜豆芽粥

原料： 大米150克，生姜10克，黄豆芽50克。

制法： 将生姜洗净，切成细丝；黄豆芽洗净，除去根须；大米淘洗干净。将大米、黄豆芽、生姜同放铝锅内，加水置武火上烧沸，再用文火煮35分钟即成。

功效： 温胃，除湿，减肥。

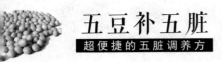

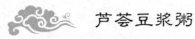

芦荟豆浆粥

原料：大米150克，芦荟15克，豆浆100毫升。

制法：将芦荟洗净，切成2厘米见方的块；豆浆装入碗内备用；大米淘洗干净。将芦荟、大米同放锅内，加水置武火上烧沸，再用文火煮35分钟，加入豆浆，煮熟即成。

功效：润肠通便，清肺化痰。适用于虚劳咳嗽、痰火哮喘、便秘、淋浊等症。

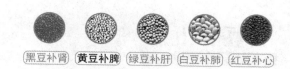

黄豆补脾药膳

　补血桑椹花生黄豆汤

原料：桑椹40克，花生米120克，黄豆80克，蜜枣2枚，陈皮1块。

制法：桑椹用水洗净，装入纱布袋内。去壳花生米，保留棕红色花生衣，用水浸透，洗净。黄豆和陈皮用水浸透，洗净。蜜枣用水洗净。

将以上原料放入瓦煲，加入清水，先用猛火煲至水开，然后改用中火，煲至花生米、黄豆烂熟，去掉桑椹。

功效：补益血气，强身健体。本汤取材简单，补气益血功效佳，经常饮用可强健体魄，且补而不燥，适合一家老小，是保健的靓素汤。如果身体虚弱，气血不足，精神不振，可用作食疗。

　芝麻花生糕

原料：芝麻100克，花生仁100克，黄芪100克，核桃仁100克，黄豆100克，炒二米粉500克，红糖400克，熟猪油200克。

制法：将芝麻、生花生仁、核桃仁、黄豆分别去净灰渣，炒

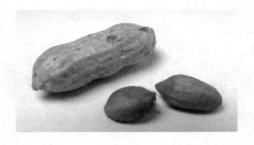

酥，将黄豆磨成粉末，黄芪去净灰渣，切成极薄片，烘干研成细粉末，再将芝麻、花生、黄芪、黄豆、核桃仁与炒二米粉拌和均匀待用。将红糖切碎开水溶化，加入熟猪油和粉末，混合均匀，倒入方木箱内压严，划成30块即可。

服法：当早点吃。

功效：润肌肤，美容颜，除皱纹。适用于青年妇女营养不良、体质消瘦、肌肉萎黄、面多皱纹等症。

五豆补五脏
超便捷的五脏调养方

第 六 章

绿豆补肝

 黑豆补肾 黄豆补脾 绿豆补肝 白豆补肺 红豆补心

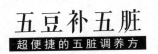

绿豆补肝

绿豆之名出自《本草纲目》，"绿豆圆小者佳。粉作饵，炙食之良"，别名青小豆。

种子供食用，含蛋白质25.59％，淀粉53.6％，富于营养，磨粉可做糕饼，又可制成

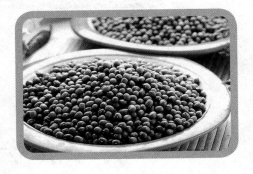

粉丝，为中国传统副食品之一。种子洗净浸水中遮光发芽，名绿豆芽或豆芽菜，供蔬食。种子入药，有清凉解毒、利尿明目之效。枝、叶为良好绿肥。

1 中医药学对绿豆的传统认识

《开宝本草》："绿豆，甘，寒，无毒。入心、胃经。主丹毒烦热，风疹，热气奔豚，生研绞汁服，亦煮食，消肿下气，清热解毒。"

《本草纲目》："绿豆，消肿治痘之功虽同于赤豆，而清热解毒之力过之。且益气、厚肠胃、通经脉，无久服枯人之忌。外科治痈疽，有内托护心散，极言其效"，并可"解金石、砒霜、

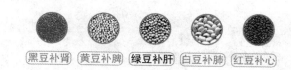

草木一切诸毒"。

《本草求真》："绿豆味甘性寒，据书备极称善，有言能厚肠胃、润皮肤、和五脏及资脾胃，按此虽用参、芪、归、术，不是过也。第所言能厚、能润、能和、能资者，缘因毒邪内炽，凡脏腑经络皮肤脾胃，无一不受毒扰，服此性善解毒，故凡一切无不用此奏效。"

综观各家本草，对绿豆清热祛暑解毒、利水等药用功效都极为推崇。

《药性解》："绿豆，味甘，性寒，无毒，入心、胃二经，主除热毒，厚肠胃，散风疹，消肿下气，补脏养神。留皮用。按：绿豆寒则入心而泻火，甘则入胃而和中。禹锡具称其补益，宜长食之，又堪作枕，能明目，治头风痛。"

《本草思辨录》："豆本脾家中官之物，而绿豆皮寒肉平，是为由中达外以解热，故外科护心散，用绿豆粉使毒气外出，若肌肤之热毒，但须治肌肤者，更其所宜矣。"

绿豆皮为绿豆的种皮，将绿豆用清水浸泡后取皮晒干即成。其性甘寒，无毒，归肺、肝经，具有清热解毒、退翳明目、凉血散瘀之功效。主治外感风热症、肝经风热所致目赤多泪、目生云翳等症。

绿豆芽为绿豆的种子经浸泡后发出的嫩芽，其性甘寒，无毒，归胃、三焦经，具有清热解毒之功效，主治酒精中毒等证。《本草纲目》云："诸豆生芽，皆腥韧不堪，惟此豆之芽，白美独异，今人视为寻常，而古人未知者也，但受湿热郁浥之气，故颇发疮动气，与绿豆之性稍有不同。"

绿豆花味甘，性微寒，归脾、胃经，具有解毒醒酒之功效，亦主治酒精中毒等证。

绿豆叶味苦、性寒，无毒，归肝、大肠经，具有清热解毒、祛风杀虫、清热化湿之功效，主治吐泻、斑疹、疔疮、疥癣等证。

绿豆粉是绿豆的种子经水磨加工而得的淀粉，其性甘、凉、平，无毒，归胃、肠、肝经，具有清热解毒、凉血消痈之功效，主治痈疽疮肿初起、烫伤、跌仆伤、解热药及酒食诸毒等证。

2 民间应用绿豆经验

绿豆，是人们熟悉且喜爱的一种豆类食物。几乎人人都有过这样的体会，炎夏酷暑，工作和劳动之余喝一碗清凉可口的绿豆汤，自有神清气爽、烦热顿消之感。绿豆中含有多种人体所必需的营养物质，如淀粉、蛋白质、脂肪油、维生素等，可制成许多味香可口、营养丰富的食品，如绿豆芽、绿豆粉、绿豆糕等，此外，还可入药，是药食两用的夏令佳品。

因此，民间不仅习惯用绿豆汤作清凉饮料以防治中暑，还流传着许多用绿豆治病疗效的单验良方。

▲ 用绿豆、荷叶煎汤冷服可消炎止痒。可治疗痱子及一切疖肿疮疡。

▲ 湿疹、皮炎瘙痒流水，可用绿豆粉加冰片少许，敷患处，除湿祛痒。

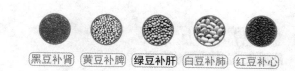

黑豆补肾　黄豆补脾　绿豆补肝　白豆补肺　红豆补心

▲ 脸上有褐斑，常用绿豆、百合熬汤内服可滋润皮肤，有助于色素消退。

▲ 水、火烫伤，烧伤，可取绿豆粉60克，白酒调成糊状，半小时后，再加入冰片9克，调匀涂于患处，每日2次。

▲ 仙人掌捣烂，加绿豆粉调糊，外敷患处，可以治疗腮腺炎、乳腺炎。

▲ 绿豆、赤豆、黑豆、甘草等量，煎汤，用于防治麻疹、水痘。

▲ 绿豆60克，蛇蜕、蝉蜕各5克，甘草3克，水煎服。每日1剂。可退翳明目。

▲ 绿豆120克，生甘草60克，煎汁候冷，频频饮服，可解附子、巴豆、铅中毒。生绿豆浆频服，可治农药中毒。煤气中毒、酒醉呕吐可用绿豆汤化解。

绿豆对人体好处很多，但属寒性药食之品，适宜炎夏之季，素有蕴热之人、脾胃虚寒之人或隆冬之季不可多食。

3　绿豆的现代药理研究

现代许多学者研究发现，绿豆具有解毒、降脂、降血糖、抗肿瘤、提高免疫力、抗哮喘、抗菌抑菌等多种药理作用，这为临床的广泛运用提供了很好的依据，也为临床更好地运用提供了丰富的参考信息。现将其主要的药理作用总结如下。

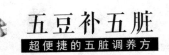

● **解毒作用**

绿豆对重金属、农药中毒以及其他各种食物中毒均有较好的解毒作用。对于绿豆解毒的机制，有人认为可能与绿豆中含有丰富的绿豆蛋白、鞣质和黄酮类化合物有关，这些化合物可与有机磷农药、汞、砷、铅化合物结合形成沉淀物，使之减少或失去毒性，且不易被胃肠道吸收。

● **降脂作用**

绿豆降血脂的作用机制尚不清楚，但有研究发现，绿豆中含有的植物甾醇结构与胆固醇相似，植物甾醇与胆固醇竞争酯化酶，使之不能酯化而减少肠道对胆固醇的吸收，并可通过促进胆固醇异化或在肝内阻止胆固醇的生物合成等途径使血清胆固醇含量降低。

● **抗肿瘤作用**

陈汉源等研究表明，绿豆对吗啡加亚硝酸钠诱发小鼠肺瘤与肝瘤有一定的预防作用。［陈汉源，钟启平.绿豆对实验小鼠肿瘤诱发的预防作用.第一军医大学学报，1989，9（3）：231］

绿豆还有减轻放化疗对癌症病人的损伤，提高免疫力的作用。绿豆中含有众多生物活性物质，如香豆素、生物碱、植物甾醇、皂苷等，可以增强机体免疫功能，增强吞噬细胞的数量或吞噬功能。

绿豆可以抑制环磷酰胺诱发的小鼠红细胞功能低下的作用，

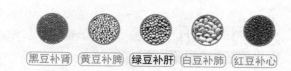

并升高脾脏系数。

- **抗菌抑菌作用**

绿豆中的某些生理活性成分具有抗菌抑菌作用。绿豆所含的单宁能凝固原生质，可产生抑菌活性，绿豆中的植物凝集素、胰蛋白酶抑制剂黄酮类化合物、植物固醇等生物活性物质也有一定程度的抑菌抗病毒作用。绿豆衣提取液对葡萄球菌也有抑制作用。

- **抗哮喘作用**

研究发现绿豆单方可显著降低哮喘小鼠肺组织中白三烯C含量，抑制哮喘小鼠肺组织中5-脂氧合酶、5-脂氧合酶激活蛋白的表达，从而表现出抗哮喘的活性。

- **治疗烧伤**

研究发现家兔磷烧伤模型，用绿豆汤配合创面应用赤石脂吸附方法，对家兔肝、肾功能有明显改善作用，并能降低血磷，促进尿磷排泄，减少磷对肝、肾组织的损害作用。

- **抗过敏作用**

绿豆具有抗过敏作用，可辅助治疗荨麻疹等过敏反应。绿豆对葡萄球菌有抑制作用。其所含蛋白质、磷脂均有兴奋神经、增进食欲的功能。绿豆中丰富的胰蛋白酶抑制剂可以保护肝脏，减

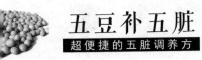

少蛋白分解，减少氮质血症，因而可保护肾脏。

● 其他作用

高温出汗可使机体因丢失大量的矿物质和维生素而导致内环境紊乱，绿豆含有丰富的无机盐、维生素。在高温环境中以绿豆汤为饮料，可以及时补充丢失的营养物质，以达到清热解暑的治疗效果。

绿豆磷脂中的磷脂酰胆碱、磷脂酰乙醇胺、磷脂酰肌醇、磷脂酰甘油、磷脂酰丝氨酸和磷脂酸有增进食欲的作用。绿豆淀粉中含有相当数量的低聚糖（戊聚糖、半乳聚糖等）。这些低聚糖因人的胃肠道没有相应的水解酶系统而很难被消化吸收，所以绿豆提供的能量比其他谷物低，对于肥胖者和糖尿病患者有辅助治疗的作用。而且低聚糖是人体肠道内有益菌——双歧杆菌的增殖因子，经常食用绿豆可改善肠道菌群，减少有害物质吸收，预防某些癌症。

注意事项

绿豆不宜煮得过烂，以免使有机酸和维生素遭到破坏，降低清热解毒疗效。绿豆性凉，脾胃虚弱的人不宜多吃。服药特别是服温补药时不要吃绿豆食品，以免降低药效。未煮烂的绿豆腥味强烈，食后易使人恶心、呕吐。

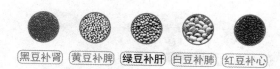

黑豆补肾　黄豆补脾　绿豆补肝　白豆补肺　红豆补心

绿豆补肝美味佳肴

 肉丝拉皮

原料：猪瘦肉200克，绿豆淀粉200克，黄瓜100克，葱姜丝10克，蒜泥25克，花生油50毫升，甜面酱50克，醋40毫升，香油10毫升，酱油适量。

制法：将肉片成大薄片，再切成肉丝。炒勺内放入花生油，烧至五成热时，放入肉丝、葱姜丝煸炒，肉炒至稍发白时放入甜面酱，炒出酱香味时，烹入酱油，颠翻均匀后装入碗内备用。

将绿豆淀粉用适量的水调开。取一铜旋子，分次盛装适量的绿豆淀粉，在沸水锅内将旋子转动两三圈，然后用沸水烫过后放入冷水中揭下粉皮，共拉3张即可。拉皮也可买现成的。

将拉好的粉皮截为两半，切成筷子般粗的长条，放在大盘内。把黄瓜洗净，切成丝放在拉皮下面。然后将炒好的肉丝倒在拉皮盘内，连汁一起倒入，放入醋和香油，撒上蒜泥，上桌时拌匀即可食用。

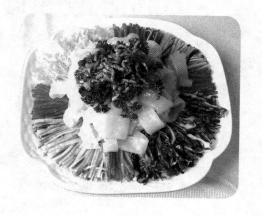

特点：酸辣适口，佐酒佳肴。

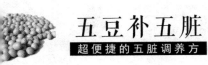

凉冻绿豆肘

原料： 去骨猪肘子500克，绿豆500克，精盐5克，葱段5克，姜块5克，白矾1克。

制法： 将猪肘子刮洗干净。绿豆淘洗干净。在砂锅内放入2000毫升清水烧开，加入白矾、绿豆和猪肘子，用微火慢煮。待肘子煮到八成熟时（筷子一扎即透），取出。

把煮过的肘子皮朝下放入碗内，加葱、姜（拍松）和精盐，滤入原汤，用油纸封住碗口，上屉用大火把肘子蒸到极烂，取下拣出葱姜，滤出原汤，撇出汤中浮油，将原汤滤入盛肘子的碗里，放在通风处待凉。

待肘子凉后放进冰箱，凝结成肉冻，取出切成2寸长的薄片，摆入盘中即成。

说明： 本品菜色微绿透明，肉烂醇美，清凉爽口，肥而不腻，是夏季应时菜肴。可用花椒油、酱油、蒜泥、卤虾油等调料佐食。绿豆是豆类粮食的一种，以安徽嘉山县等地所产的明光绿豆质量最好，俗称明绿。该品种豆粒大，皮薄，色碧绿，易煮烂，淀粉沙性强，黏性大。此外，张家口产的绿豆称口绿，豆粒整齐均匀，色明绿光亮，皮也薄，质较好。

绿豆沙馅

原料： 绿豆400克，糖200克，奶粉100克，蛋黄2个，黄油60毫升，盐1/4小勺，清水适量（最后的豆沙成品重量大概有1030克，请根据需要适当调整原料）。

黑豆补肾　黄豆补脾　绿豆补肝　白豆补肺　红豆补心

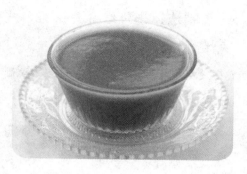

制法：绿豆洗净，用清水泡一晚，将泡好的绿豆放入不锈钢锅中加水，大火煮8分钟捞出。将煮好的绿豆趁热放入搅拌机中加水搅拌成泥状。将搅好的绿豆泥放入细筛网过滤（这是一个相当费时费力的差事）。将过滤好的稀豆沙放入不锈钢锅中加入200克糖、100克奶粉、少量盐，小火煮至糖化。加入2个蛋黄，搅拌均匀，再加入黄油，搅拌均匀。加入所有的材料以后就开始漫长的熬制过程，熬煮时一定要不停地搅拌，火一定要调到最小，以防止糊锅。熬到舀起一勺豆沙在勺子上不滴落为止。将熬好的豆沙馅自然凉透，放入冰箱冷藏2小时，此时的豆沙馅软硬适中，可以随意做造型。

说明：①过滤剩下的粗豆渣不要扔掉，加入黄油、奶粉、糖、蛋黄加热拌匀放凉，可以作为绿豆饼的馅料。②绿豆在搅拌过程中会很黏稠，而且越搅越黏，所以一定要加水搅。水的量要适中，加水太多会延长后期的熬煮时间。③豆沙馅在熬煮过程中，因其很黏稠，会四处飞溅，要注意手部保护。④制作绿豆沙馅的整个过程要3～4小时，后期的熬制大概需要1小时，而且要不停地搅拌。

 拌绿豆芽

原料：绿豆芽500克，盐、糖、味精、醋、黄酒、麻油、葱各适量。

制法： 先将绿豆芽去根，用沸水烫一下（时间不能太久，以免烂熟），盛在盘中。

将盐、糖、味精、醋、黄酒、麻油、葱末等调料拌匀，浇在绿豆芽上，即可食用。

功效： 清热解暑，利水解毒。适用于暑热咽痛、口干且渴、小便短赤等。

说明： 绿豆芽是我国的特产，国人食用绿豆芽已有1000多年的历史了。豆芽形状如同白玉冰肌，色美可爱，上口清爽脆利，且含有多种丰富的营养素，特别是维生素C含量比较丰富。

什锦掐菜

原料： 绿豆芽250克，胡萝卜20克，青椒20克，水发香菇20克，花椒油15毫升，精盐8克，味精2克。

制法： 将绿豆芽去两头，放入开水中烫后捞出。胡萝卜去皮切丝，香菇、青椒切丝。将三丝放入开水锅内烫透捞出。绿豆芽放盘，码上三丝，加入精盐、味精、花椒油即可。

凉 粉

原料： 绿豆或其他豆类、玉米、薯类。

制作： 将原料经浸泡、发酵、湿磨成粉浆，之后滤出块状淀粉加工而成。

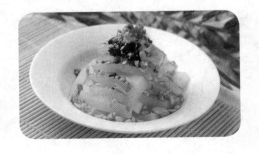

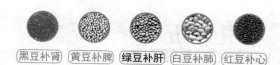

黑豆补肾　黄豆补脾　绿豆补肝　白豆补肺　红豆补心

说明： 新鲜块状淀粉块呈白色或青白色，质地细腻，无异味。若将块状淀粉保留于室内数日，又未及早通风，块状淀粉上就会出现红、黄、绿等杂色霉点或霉斑。这种霉变的块状淀粉中含紫青霉毒素，假如人食用了这种霉变的淀粉加工的凉粉，2～4小时后即会出现恶心、呕吐、腹痛、腹胀等症状，重者则会出现抽搐、昏迷，甚至导致死亡。此外，有些不法商贩在质量较差的淀粉中加入蓝墨水或绿色颜料，制成淡绿色的凉粉，然后吹嘘其产品是绿豆粉制成的。这种凉粉食用时口腔内有异味感，对人体健康十分有害。实质上，绿豆粉制作的凉粉并非绿色的，普遍呈白色或青白色。

凉拌绿豆芽

原料： 绿豆芽400克，水发龙口粉丝100克，水发海米25克，甜面酱10克，醋25毫升，蒜泥15克，水淀粉15克，花生油50毫升，酱油、盐、葱、姜各少许。

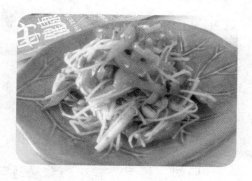

制法： 绿豆芽去根，洗净，开水汆透捞出，用凉开水泡凉，与水发粉丝同放盘内；勺架火上，放油，烧六成热，投海米、葱、姜、甜酱、酱油、盐，用手勺搅拌几下，甜面酱炒熟后加汤50毫升，放淀粉勾芡，倒入豆芽盘中，加醋和蒜泥拌匀即成。

说明： 绿豆芽是我国的特产，明《本草纲目》推崇为"菜中佳品"，"诸豆芽皆腥韧不堪，惟此豆芽白美独异，性味甘平无毒，主治解酒毒、热毒，利三焦"。日本人用绿豆芽500克，绞汁服，可治尿道炎症。特别是绿豆衣，对葡萄球菌有抑制作用，能起清热解毒、清暑止渴、利水行血等作用。

韭菜炒豆芽

原料：绿豆芽400克，韭菜100克，豆油、精盐、葱及姜各适量。

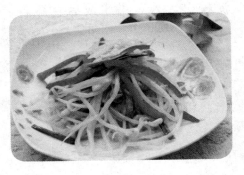

制法：将豆芽掐去两头，放凉水内淘洗干净、捞出，控净水分；将韭菜摘好洗净，切成寸段，将葱、姜切成丝。把锅置旺火上，添入油，油热冒烟时，用葱、姜炝锅，随即倒入豆芽，翻炒几下，再倒韭菜，放入盐，翻炒两下即成。

绿豆糯米酿猪肠

原料：绿豆、糯米、猪肠适量。

制法：每次可用2/3绿豆，1/3糯米（视猪肠大小而定）。先将猪肠洗净，然后将浸过水的绿豆、糯米放入猪肠内（猪肠内要有少许水，以便绿豆和糯米发开），两端用线扎紧，用瓦煲加水煮2小时左右即可。

说明：本品不仅为营养、味道俱佳的食品，还可厚肠胃，

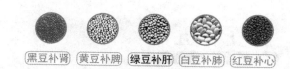

去积热，解酒毒。疥疮病人余毒未清，肌肤时觉瘙痒者，民间亦常以此调理。此疗法亦可治湿热下痢、便血、痔疮初起、脱肛等症。

菠萝鳝花

原料： 黄鳝1000克，洋葱50克，胡萝卜15克，绿豆25克，鸡蛋清1个，黄酒25毫升，白醋50毫升，蒜泥25克，番茄酱100克，白糖100克，精盐1克，干淀粉75克，麻油25毫升，花生油500毫升（约耗150毫升），胡椒粉0.5克。

制法： 将黄鳝头部敲一下，待其昏晕，用铁针将鱼头钉在木板上，用剪刀从鳝鱼颈腹部顺长剖开，放出血液，除去内脏，再用划刀紧贴脊椎骨骼处从头部划至尾部取下2片鳝肉。用洁布揩干血污，在鳝肉上剞斜细十字花刀，再切成长方块。将鳝片放入碗中，加鸡蛋清、精盐、干淀粉拌匀待用。洋葱、胡萝卜切成细条，再切成菱形粒状。

炒锅置旺火上烧热，放入花生油，烧至五成热时，放番茄酱，用大火煸炒至收干水分，加黄酒、白糖、精盐、白醋、适量清水，烧沸成糖醋卤，倒入碗内备用。

原锅放花生油，烧至五成热时，将鳝鱼入锅滑熟倒出沥油，锅内留花生油50毫升，放蒜泥、洋葱、胡萝卜、绿豆煸炒出香味后，将糖醋卤倒入锅内，下水淀粉勾芡，最后倒入鳝片。颠翻几下，淋上麻油，撒上胡椒粉，出锅装盆即成。

五豆补五脏
超便捷的五脏调养方

烩金银带子

原料： 鲜带子200克，瑶柱
75克，绿豆芽50克，金针菇50
克，精盐适量，味精1克，胡椒
粉0.5克，鲜汤适量，水豆粉适
量，蛋清豆粉30克，油500毫升
（约耗40毫升）。

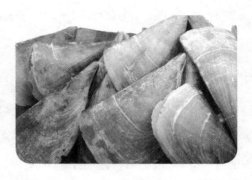

制法： 鲜带子洗净，沥干水，加入精盐、蛋清豆粉拌匀。
瑶柱洗去灰尘，加水入笼蒸至熟软。绿豆芽去芽和根，金针菇去
蒂，淘洗干净。

锅置火上，放油烧至三四成热，放入鲜带子滑油至熟，滗
去余油，加入瑶柱、精盐、味精、胡椒粉、鲜汤、绿豆芽、金针
菇，待入味时捞出绿豆芽、金针菇，加入水豆粉收汁浓稠，装入
盘中；四周再围上绿豆芽、金针菇即成。

特点： 色泽黄白相衬，味香鲜，质嫩爽口，形自然。

一品鲜虾菜

原料： 鲜虾仁200克，熟鸡丝100克，绿豆100克，饭锅粑150
克，鸡蛋清半个，料酒20毫升，白糖100克，番茄酱250克，白醋20
毫升，菱粉（或生粉）适量。

制法： 将虾仁洗净漂清，沥干水分放入盛器中，加盐、鸡蛋
清搅和，再加干菱粉拌匀。

烧热锅，倒入熟猪油，至四成热时放入虾仁，用铁勺轻轻拨

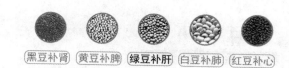

黑豆补肾　黄豆补脾　绿豆补肝　白豆补肺　红豆补心

散，熘熟后倒入漏勺。原锅置火上，倒入熟鸡丝、虾仁、盐、料酒、番茄酱、白醋、白糖、上汤、味精煮滚，用菱粉勾芡，倒入汤碗内。

再烧热锅，倒入素油，烧至冒青烟，放入饭锅粑，炸至发脆，迅速捞出，装入另一大汤碗内，并将虾仁鸡丝的卤汁倒在锅粑碗中即可。

麻腐海参

原料：特制绿豆粉芡150克，水发海参250克，鸡汤150毫升，清汤300毫升，味精5克，绍酒20毫升，姜汁10克，酱油15毫升，盐2.5克，芝麻酱100克，芝麻油25毫升。

制法：将绿豆粉用清水澥开，把锅刷净，加备好的清汤300毫升，放入味精5克，绍酒10毫升，酱油5毫升，盐1.5克；用文火烧开后，把澥好的粉芡糊陆续倒入锅内，用勺不断地搅拌，直到芡糊透明光润，将锅端离火口，再徐徐放入100克芝麻酱搅匀，盛到瓷盘里放凉（或放入冰箱凉透），此为麻腐，然后将麻腐切成大卧刀片。

将水发海参切成大卧刀片，锅内加鸡汤150毫升，加酒、盐，将海参放入烧开；去除腥味，捞出待凉。

将海参和麻腐装盆，以一片海参一片麻腐互相间隔地排

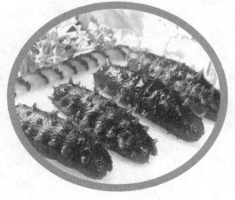

放在盘中，拼成马鞍桥形，或者花边形均可。取用小饭碗1只，加入芝麻油25毫升，酱油15毫升，酒10毫升，味精5克，盐1克，加少许放凉的清汤搅和成浓汁，浇在装好的麻腐海参上即成。

特点： 本品色泽黑白相映，清香利口，两味鲜美。

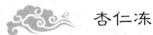 杏仁冻

原料： 北杏仁60克，南杏仁120克，绿豆粉40克，砂糖6大匙，水1杯。

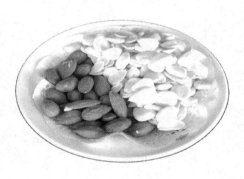

制法： 将杏仁去皮后放入研钵内，加水1杯，研磨成杏仁汁，然后用纱布将汁绞入锅内，去渣。绿豆粉用水溶解后，混入杏仁汁，加入砂糖后，边搅边煮，煮至翻滚时，倒入容器内，然后放入冰箱冷冻。食时切成方块，浇上糖浆即可。

功效： 清热利咽，美声香口。主治用嗓过度引起的声音沙哑。

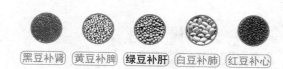

黑豆补肾 黄豆补脾 绿豆补肝 白豆补肺 红豆补心

绿豆补肝营养汤膳

冰冻绿豆汤

原料：绿豆150克，糯米120克，百合150克，莲心50克，薄荷香精5克，冰块1小盒，白糖适量。

制法：绿豆用清水浸泡2小时。

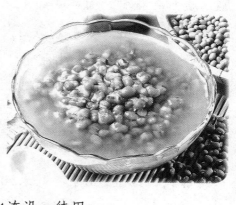

将百合瓣开，掐去焦斑并洗干净，莲心洗干净，一并加清水淹没，待用。

将以上三种原料都放入蒸笼内，蒸至绿豆开化（俗称豆酥），取出备用。

将糯米用清水浸泡2～3小时后沥去水分，蒸笼内铺纱布，将糯米摊于纱布上，蒸至米粒全部熟透，取出装大盘内，用纱布盖好，以防吹干饭粒。

取不锈钢容器，加清水2000毫升在旺火上烧沸，加白糖溶化，端锅离火，待凉后滴入薄荷香精，放入冰箱内，冰2小时，取出倒入保暖桶内，盖上盖保冷备用。

取小碗放绿豆酥1汤匙，糯米饭1汤匙，百合4～5片，莲心4

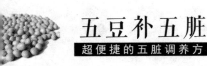

颗，冲入薄荷糖水，加冰块2块即成。

特点： 清热解毒，有利水消肿、消暑热等功效。

 解暑排骨汤

原料： 绿豆、冬瓜皮、排骨、葱、姜、八角、料酒。

制法： 将绿豆洗净后浸泡1～2小时。冬瓜皮洗净切成大片。温水里加入排骨、葱、姜、八角、料酒，氽烫2～3分钟捞出排骨洗净备用。慢炖锅里加入所有处理好的材料，加入开水若干，大火煮开，转中火炖2～3小时即可。

功效： 清热，祛暑，利湿。

薏仁绿豆汤

原料： 绿豆250克，薏米50克，青梅、金橘饼、佛手、糖萝卜、京糕各25克，糖水莲子40粒，金丝蜜枣10粒，糖桂花10克，玫瑰花2朵。

制法： 先将绿豆拣净，用水淘净，放入盆内，上笼用旺火蒸约30分钟，至绿豆蒸酥为止。薏米、蜜枣淘洗干净，放入小碗与豆同时蒸煮。然后将青梅、金橘饼、佛手、糖萝卜、京糕条分别切成绿豆丁大小，分成10份。最后，将锅置于中火上，加入开水1200毫升烧沸，将蒸酥的绿豆、薏米、蜜枣、40粒莲子、切好的青梅等原料分撒在汤内，再把糖桂花、玫瑰花均匀地撒在碗内即可。

功效： 清凉解暑，夏令消暑佳品。

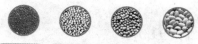

黑豆补肾 黄豆补脾 绿豆补肝 白豆补肺 红豆补心

臭草绿豆糖水

原料： 臭草30克，绿豆30~50克，红糖适量。

制法： 取鲜臭草、绿豆30~50克，加清水5碗煎成2碗，加红糖适量，再煎片刻即可。

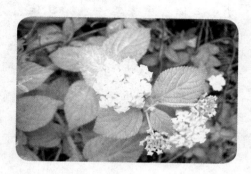

功效： 清热解毒，消暑凉血。民间常用以治疗感冒发热、鼻衄、牙痛、咽喉炎、痱子过多、疔疮等疾病，是夏季常用的清凉饮料。臭草是芸香科多年生草本植物芸香，多生于沟谷、溪边、路旁的矮小草丛中，广州地区不少家庭都喜欢盆栽备用。一般应用时均取全草，其性味微苦、凉，含甲基正壬酮、乙酸乙酯、芦丁等，有清热解毒、凉血散瘀、利尿消肿、活血通经之功效，常用于治疗感冒发热和疔疮等症。根据现代药理研究，本品的1：1酒提取液对溶血性链球菌有抑制作用。

马齿苋绿豆汤

原料： 马齿苋120克（干者20克），绿豆30~60克。

制法： 取新鲜马齿苋、绿豆，煎汤。

服法： 每日1次，连服3~4次。

功效： 清热，解毒，止痢。民间用以治疗痢疾、肠炎、腹痛、便脓血等疾病。马齿苋生于田野、荒地和路旁。味酸、性寒，入大肠、肝、脾经。含大量去甲肾上腺素和多量钾盐，并含有苹果酸、枸橼酸、谷氨酸、天冬氨酸、丙氨酸、糖类、蛋白质以及多种维生素等。有清热解毒之功效，常用于治疗热痢脓血、痈肿恶疮等症。《食疗本草》说它"明目，亦治疳痢"。《太平圣惠方》用马齿苋煮粥治疗血痢。《生草药性备要》记载它有"治红痢症清热毒"的作用。《五华草药》指出它有"泻热止痢"的功效。

 绿豆冬瓜汤

原料：冬瓜960克，绿豆320克，鲜汤、生姜、葱结、盐各适量。

制法：铝锅洗净置旺火上，倒入鲜汤浇沸，撇去浮沫。姜洗净拍破，放入锅内，葱去根洗净，挽成结入锅，绿豆淘洗干净，去掉浮于水面的豆皮，然后入汤锅内炖烂。

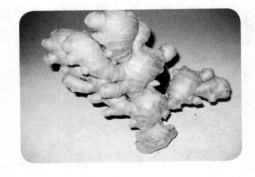

将冬瓜去皮、去瓤，洗净，切块投入汤锅内，炖至熟透而不烂，加少许盐，即可食用。

功效：清热利尿，止渴宁神，治疗尿黄。适用于夏季水湿阻滞引起的小便不利，或小便色黄而少，口渴心烦，或水肿，或尿道感染灼热疼痛等。

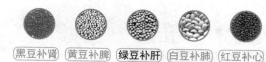

绿豆马齿苋瘦肉汤

原料: 绿豆160克,马齿苋200克,瘦肉160克,蒜仁4粒,油、盐各适量。

制法: 将用料洗净,马齿苋切段。放适量清水在煲内,先把绿豆煮约15分钟。再放入其他材料,煮约1小时,至瘦肉软熟,调味即可饮用。

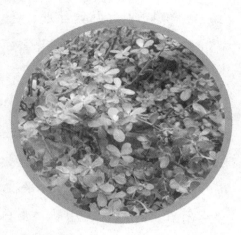

功效: 清热止痢,治胃肠炎,皮肤湿毒。适用于夏季热痢、胃肠炎、皮肤湿毒、热痱等病症。

海带绿豆汤

原料: 绿豆240克,海带120克,冰糖适量。

制法: 将绿豆洗净,海带泡软后切段。用适量清水,先放绿豆在锅中,以猛火焖煮5分钟,再放入海带,煮熟后加糖即可。

功效: 消暑降火,降低血压,生津止渴。适用于夏季暑热口渴或肝火上炎引起的高血压病。

凉血通菜丝瓜绿豆汤

原料: 丝瓜320克,通菜(蕹菜)320克,绿豆120克。

制法: 丝瓜去边、去皮洗净,斜切段。通菜拣洗干净。绿豆洗净沥干，绿豆先下瓦煲，加水6碗半，煲3小时，放入丝瓜、通菜即可。

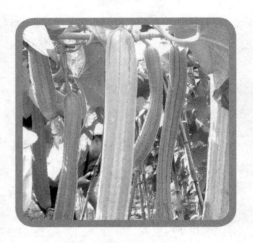

服法： 佐膳食用。

功效： 解毒凉血，治疗暗疮，美容润肤。配通菜利尿散热，绿豆解化疮毒，此汤能愈暗疮，养肌肤。丝瓜味甘、性平。含有硝石、维生素、脂肪、蛋白质等。煲汤炒食均味道鲜美、爽口，乃盛夏之良好益瓜，故又称为"圣瓜"。

 ## 清热菜干绿豆南北杏猪肺汤

原料： 白菜干40克，绿豆120克，北杏15克，南杏20克，生姜1片，猪肺1个，蜜枣2个。

制法： 猪肺喉部套入水龙头、灌入水，令猪肺胀大充水，用手挤压出水。不停用此方法洗，将猪肺洗至白色。将猪肺切成块，放入开水中煮约5分钟，捞起；白菜干和绿豆分别用水浸透，洗净。北杏和南杏用水洗净，去衣；生姜和蜜枣用水洗净。生姜去皮，切片。加适量水，猛火煲至开，后放入全部材料，候水再开，用中火继续煲3小时，加入细盐调味即可。

服法： 佐膳饮用。

功效： 清热解毒，除痰止咳，润燥生津。

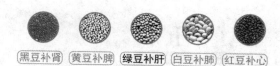

黑豆补肾　黄豆补脾　绿豆补肝　白豆补肺　红豆补心

降压海带绿豆瘦肉淡菜汤

原料： 海带40克，绿豆120克，淡菜80克，瘦肉150克，陈皮1块。

制法： 海带用水浸透软，洗净，去咸味，切段；绿豆和陈皮分别用水浸透，洗净；淡菜用水浸软去泥沙及抽去发形须；瘦肉用水洗净。加适量水，猛火煲至水开，后放入全部材料，候水再开，用中火煲约3小时，以细盐调味即可。

服法： 佐膳饮用。

特点： 此汤水清，味甘甜，适合一家人日常饮用，尤其是血压高、血脂过高，宜用此汤水佐膳作食疗。如小孩子患上喉痧病症，发热、烦躁不安、口渴欲饮、咽喉极度充血、扁桃体红肿可以用此汤佐膳作食疗。

平肝海带绿豆鲍鱼瘦肉汤

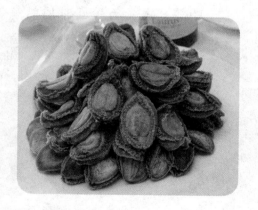

原料： 绿豆120克，海带40克，陈皮1块，新鲜鲍鱼（连壳）1只，猪瘦肉120克。

制法： 鲍鱼的壳、肉要分离，保留壳煲汤用。鲍鱼壳不用擦洗；鲍鱼肉去掉污秽部分，用水浸洗。切成片状。绿豆和陈皮用水浸透，洗净。海带用水浸透发大，洗净，切丝，放入开水中煮5分钟，取出，用水冲洗。猪瘦肉用水洗净。将鲍鱼壳和陈皮放入瓦煲内，加清水，用猛火煲至水开，然后放入绿豆、海带、鲍鱼和猪瘦肉，待水开后改用中火煲4小时，加入细盐调味即可。

功效：平肝降火。适用于头痛失眠、暗疮。

 老南瓜绿豆汤

原料：干绿豆50克，老南瓜500克，食盐少许。

制法：干绿豆洗净，滤去水，趁水未干时加入食盐少许（约3克）拌匀，略腌几分钟后用清水冲洗干净；老南瓜去皮、瓤，洗净，切成约2厘米见方的块待用；锅内加水约500毫升，置大火上烧沸，先下绿豆煮沸2分钟，加入少许凉水，再沸，即将南瓜块下入锅内，盖上盖，用小火煮沸约30分钟，至绿豆开花即成。吃时可加少许食盐调味。

服法：随意食之。

功效：本汤为民间常用的解暑清热饮料，此方中绿豆清热解毒利尿，南瓜生津益气健脾，故能治疗暑热症。

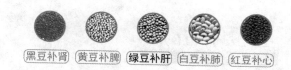

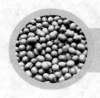

绿豆补肝粥膳

莲叶粥

原料： 鲜莲叶2大张，糯米100克，绿豆50克，白糖150克，清水1500毫升。

制法： 糯米与绿豆浸泡过夜，淘洗干净，放入锅内加清水上火烧开，熬煮成稀粥。莲叶漂洗干净，用开水烫过，放一张在铝锅底，倒入滚烫的糯米绿豆粥后，上面覆上一张莲叶，盖好铝锅盖，5分钟后，即可去掉莲叶，调入白糖拌匀食用。

功效： 清暑解热，生津止渴。主治胸烦口渴、血胀腹痛、损伤败血等症。

蔷薇花粥

原料： 鲜蔷薇花4朵，粳米50克，绿豆50克，白糖100克，清水1000毫升。

制法： 绿豆浸泡过夜，淘洗干净。鲜蔷薇花用凉水漂洗干净。粳米淘净后，与绿豆一同下锅，加清水上火烧开，熬煮成粥，放入白糖、蔷薇花稍煮即可。

功效： 止泄痢腹痛，除邪逆之气，醒脾利气。主治口渴、呕吐、暑热烦闷，不思饮食、牙齿痛、小儿疳虫、半身不遂、关节

五豆补五脏
超便捷的五脏调养方

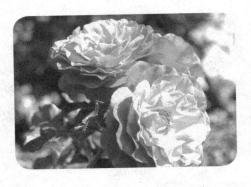

炎、月经不调等症。蔷薇花，
又名野蔷薇、白残花、刺花、
刺莓苔。5—6月份开花。花单
瓣或重瓣，有粉红色、白色、
红色等品种。其花可入粥食
用，又可药用。花开之际，令
人赏心悦目，故有"朵朵精神叶叶柔，雨晴香拂醉人头"之誉。

 ## 雪菜绿豆粥

原料：大米150克，绿豆50克，咸雪里蕻适量。

制法：将绿豆洗净，用温水泡开；大米淘洗干净；咸雪里蕻
用清水泡淡，切末待用。坐锅点火，将绿豆加水煮至五成熟，再
倒入大米，烧沸后转小火熬至粥稠，撒入咸雪里蕻即可。

功效：清热解暑，利尿排毒。

绿豆莲子粥

原料：大米100克，绿豆
80克，莲子30克，陈皮1片，白
果、百合各20克，白糖适量。

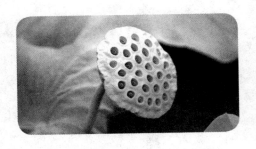

制法：将大米、绿豆淘
洗干净；白果去壳、去衣、去
芯，洗净；陈皮浸软，刮洗干净；百合用清水洗净，浸泡待用。
坐锅点火，放水烧沸，加入大米、白果、绿豆、莲子和陈皮，待

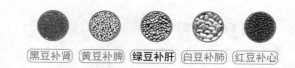

再次滚沸，改用小火续煮，不断搅动，约煮2小时。当粥黏稠时，放入百合，加进白糖，待糖溶化后略滚片刻，即可装碗。

 油菜绿豆粥

原料： 大米100克，油菜150克，绿豆50克，精盐少许。

制法： 大米淘净；油菜洗净，切成2厘米长的段；绿豆淘洗干净。绿豆放入锅内先煮30分钟，然后把大米、油菜放入锅内，加清水适量，再用武火烧沸后，转用文火煮至米烂成粥，再加精盐搅匀而成。

服法： 每日2次，作早、晚餐用。

功效： 行血散瘀，消痈肿。适用于风毒热邪、丹毒、疮痈、骨质疏松等症。

 百合绿豆粥

原料： 大米150克，百合20克，绿豆50克。

制法： 将百合、绿豆洗净，去泥沙；大米淘洗干净。将绿豆、百合、大米同放锅内，加水置武火上烧沸，再用文火煮35分钟即成。

功效： 清暑生津，调节血糖。适用于暑热烦渴、疮毒疔肿、高血压等症。

绿豆荷叶粥

原料：绿豆50克，鲜荷叶1张，粳米100克，白糖100克，清水适量。

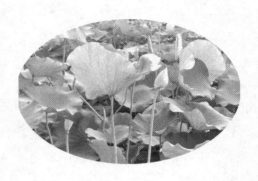

制法：将绿豆淘洗干净，用清水浸泡。鲜荷叶冲洗干净。粳米淘洗干净。取锅放入清水、绿豆，先用旺火煮沸后，再改用小火煮至半熟时，加入荷叶、粳米，续煮至粥成，去除荷叶，以白糖调味后进食。

功效：清热解暑，生津止渴。适用于暑热烦渴，中暑头晕，暑湿泄泻，以及内火重者。本品颜色淡绿，清香适口，是夏季时令粥品。

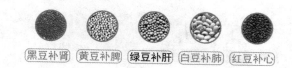

绿豆补肝药膳

地黄绿豆猪肘汤

原料：绿豆40克，鲜地黄160克（或干品40克），陈皮1块，猪肘肉640克，盐少许。

制法：鲜地黄切片洗净。绿豆浸透，洗干净。陈皮浸透，洗干净。猪肘肉洗干净，放开水中煮10分钟后捞起，控干。

瓦煲加入清水，用猛火烧至水开，后放入以上材料，至水再开，改中火煲至绿豆熟烂，以少许盐调味即可。

功效：清热解毒，凉血止血，养阴生津。预防皮肤出现疮疖、肿毒症状。若身体燥热，口干喉涸，流鼻血，大便下血，痔疮疼痛，皮肤疮疖、肿毒。可用本汤作食疗。

润肤生地绿豆大肠汤

原料：生地黄40克，绿豆120克，陈皮1块，猪大肠1条。

制法：猪大肠去脂肪、黏膜，用食盐腌、搓、擦，用水洗净，切段。生地黄、绿豆、陈皮分别用水洗净。加适量水，猛火煲至水开，然后放入以上材料，改用中火续煲2小时，加细盐调味，即可饮用。

功效：清热解毒，凉血止血，润肤滑肠。经常用此汤佐膳，可防止身体燥热而皮肤瘙痒。身体燥热，大便秘结，痔疮肿痛，下血，皮肤瘙痒，牙龈肿痛，咽喉疼痛，生疮疖，流鼻血，都可以用此汤作食疗。

注意：凡脾胃虚寒的人及孕妇，不宜饮用。

 ## 祛湿绿豆薏米乳鸽汤

原料：生薏米40克，炒扁豆40克，绿豆40克，陈皮1块，灯心草5个，糖冬瓜80克，乳鸽1只。

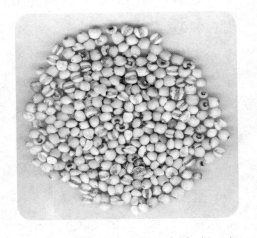

制法：乳鸽清洗干净，去内脏及头；生薏米、炒扁豆、绿豆用水浸透。陈皮、灯心草、糖冬瓜用清水洗干净，连同以上全部材料一齐放入瓦煲内，加入适量清水，用中火煲3小时，即可供一家大小佐膳之用。

功能：健脾开胃，清热解毒，滋补肝肾。生薏米、炒扁豆、绿豆、灯心草和糖冬瓜健脾止泻、清热解毒、利尿祛湿；陈皮行气健脾、燥湿化痰，配合有补益肝肾、养精气作用的乳鸽，煲成此汤，有健脾开胃、清热的作用。

五豆补五脏
超便捷的五脏调养方

第 七 章

白豆补肺

黑豆补肾　黄豆补脾　绿豆补肝　白豆补肺　红豆补心

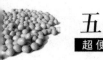

五豆补五脏
超便捷的五脏调养方

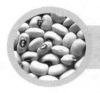 # 白豆补肺

白豆，学名菜豆（俗称二季豆或四季豆），豆科菜豆属。

白豆营养丰富，据测定，每百克白豆含蛋白质23.1克，脂肪1.3克，糖类56.9克，钙76毫克，丰富的B族维生素，鲜豆还含丰富的维生素C。从所含营养成分看，蛋白质含量等同于鸡肉，

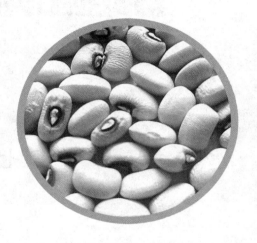

钙含量是鸡肉的7倍多，铁含量是鸡肉的4倍，B族维生素含量也高于鸡肉。

白豆还是一种难得的高钾、高镁、低钠食品，这个特点在营养治疗上大有用武之地。白豆尤其适合心脏病、动脉硬化，高血脂、低钾血症和忌盐患者食用。

1 中医药学对白豆的传统认识

白豆味甘、性平、无毒。可补五脏，调中，助十二经脉。还可暖胃肠，是补气食物，患气病的人应该吃。叶煮来食用，利于

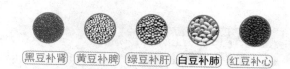

黑豆补肾　黄豆补脾　绿豆补肝　**白豆补肺**　红豆补心

调养五脏。明代《食物本草》说："白豆即饭豆也，粥饭皆可拌食。"但亦可煎汤或煮食。

2　白豆的现代药理研究

现代医学分析认为，白豆还含皂苷、尿毒酶和多种球蛋白等独特成分，具有提高人体自身的免疫能力，增强抗病能力，激活淋巴T细胞，促进脱氧核糖核酸的合成等功能，对肿瘤细胞发展有抑制作用，对预防呼吸道疾病的发作或复发有很好的作用，因而受到医学界的重视。其所含尿素酶应用于肝昏迷患者效果很好。

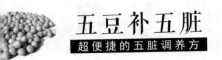

白豆补肺美味佳肴

糖炒虾瓣

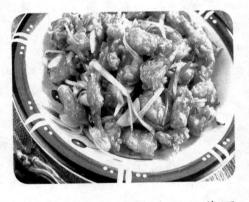

原料： 鲜大虾250克，加工水香菇10克，罐头白豆10克，鸡汤20克，花生油500克（实耗50克），料酒20克，精盐2克，白糖20克，米醋10克，香油3克，干淀粉5克，葱丝3克，姜丝3克，蒜片3克。

制法： 将虾剪去头须、虾枪，挑出沙包，除去沙肠，剪下爪，从脊部片开成一大片，皮朝下，扦断筋，用1克精盐、10克料酒腌上，再撒上干淀粉，每只剁成3段。香菇切成丝。

起锅放入花生油烧至七成热，把虾段放入油内，炸至呈金黄色时，倒入漏勺内，滤去油。

另起锅放入100克花生油烧热，投入葱、姜丝和蒜片煸出香味，烹入10克料酒，加入1克精盐、白糖、米醋、鸡汤，再加入白豆和香菇丝，把炸好的虾段放入锅内，待汤炒干，淋入香油即成。

说明： 此菜以烹调方法取名，虾瓣即带皮大虾，片开成大

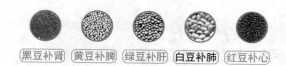

片，再切成几瓣进行烹炒，故名。本品味甜酸，鲜美可口。

　　注意： 北方菜肴一般过油多，过油是烹制菜肴中的一道工序，能保持菜肴原料的营养成分，调节形状，增加色泽，并缩短下一道工序的烹制时间。

鳝鱼白豆

　　原料： 鳝鱼500克，嫩白豆200克，酱油、豆瓣、姜末、蒜末、料酒、白糖、味精、花椒粉、葱、盐和素油各适量。

　　制法： 先将鳝鱼中段切成0.6厘米长的粗丝，白豆洗净。

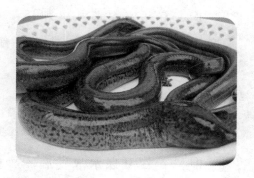

炒锅加油烧热，将豆放入油锅内炸一下捞起，然后将鱼丝下入旺油锅内炸至金黄色捞起；锅内留适量油，下豆瓣（剁碎），炒香，加汤烧沸，去豆瓣渣，加入鳝鱼丝、葱结、姜末、蒜末、白糖、料酒、盐、酱油，烧入味，再入白豆烧一下，收汁亮油时撒上花椒面，加入味精起锅即成。

　　特点： 本品色泽鲜艳，质嫩爽口，咸鲜微辣。

炒灵台

　　原料： 猪心1个，白豆50克，笋片25克，木耳1.5克，姜5克，葱、蒜各10克，精盐1.5克，酱油15克，料酒10克，醋15克，清汤50克，湿淀粉少许，生油250克。

制法：将猪心洗净去掉心根，划成篦刀花，切成0.3厘米厚的片，笋片切成2.5厘米长的段。把炒锅放火上，加生油。用碗把精盐、酱油、料酒、醋、湿淀粉、清汤调汁。油烧至九成热时，下猪心炒半分钟，倒入漏勺。炒锅内加少许油，下葱、姜、蒜炸一炸，放入白豆、木耳、笋片拌炒一下，再放入猪心一爆，倒进调好的汁，再翻炒一下，盛入平盘上桌。

说明：猪心，曲阜厨师称之为"灵台"。此菜是用清炒的方法烹制而成，清鲜脆嫩，味咸中有酸，是一种佐酒小品。

白豆卷

原料：白豆500克，大枣250克，红砂糖150克，糖桂花适量。

制法：白豆以水泡发后，放在锅内加水适量，煮至烂，待冷却后包在洁净的布里搓成泥，备用。大枣以水洗后除核、煮烂，趁热加红砂糖、糖桂花，拌压成泥待冷却后备用。将白豆泥摊在案板上，用菜刀平抹成三分厚的长片，上面再摊一层枣泥，纵向卷起，垂直方面切成"回"形卷块，即可食用。

功效：温中下气，利肠胃，止呃逆。主治脾胃虚弱、食欲不佳和消化不良等症。

八宝黄鱼

原料：黄鱼1条（约重600克），猪板油250克，熟火腿75克，虾米25克，熟鸡脯肉25克，蛋糕25克，熟笋50克，水发香菇25克，白豆25克，葱段5克，葱结10克，姜片10克，猪肉汤200克，黄酒

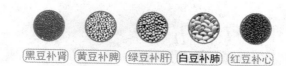
100克，精盐6克，味精2克，熟猪油25克。

制法：黄鱼刮鳞、去鳃，从背部开刀，剔除脊骨和内脏，洗净晾干。取熟火腿50

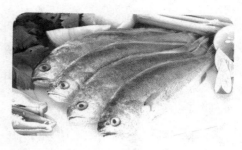

克，香菇15克，蛋糕15克，均切成丁。熟笋、熟鸡脯肉切成丁，虾米用黄酒浸发。

炒锅置旺火上，放入熟猪油，烧至七成热时，放入火腿丁、香菇丁、熟笋丁、鸡脯丁、蛋糕丁、虾米、白豆，加精盐4克，味精1克，煸炒几下，起锅冷却后塞进鱼腹内。

将网油洗净摊开，把黄鱼包在里面，放在长盆中，加葱结、姜片、黄酒，上笼用旺火蒸半小时取出，拣去葱结、姜片，滗出卤汁。

炒锅放肉汤，上火烧开后，加精盐、味精、火腿肠、香菇片、蛋糕片，烧开后，用水淀粉勾成薄芡，淋上麻油，出锅浇在鱼身上，再放上葱段即成。

雪花蟹淖

原料：肥大肉蟹1000克，鸡蛋清100克，精盐适量，味精1克，胡椒粉1克，鲜鸡汤250克，湿白豆粉35克，化猪油100克，火腿末5克，香菜少许。

制法：肉蟹洗净泥沙，去壳、鳃、内脏、脐，取出蟹黄、蟹肉，放入打浆机中制作蟹泥，将鲜鸡汤、鸡蛋清多次加入调匀，再加入精盐、味精、胡椒粉、湿白豆粉搅打成蟹浆，倒出。

锅置旺火上，放油烧至七成热，将蟹浆倒入，用炒勺轻轻地推动，待呈云朵形时，盛入盘内，上面撒上火腿末，再摆上香菜叶即成。

特点：本品洁白透红，咸鲜味美，滑嫩爽口，形如朵朵白云。

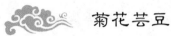
菊花芸豆

原料：嫩芸豆500克，姜丝25克，料酒10克，味精2克，精盐1克，花椒油10克。

制法：将芸豆去蒂，去筋，洗净用刀片成4厘米长的坡刀片。勺内放清水，烧开后放入芸豆片，氽透后捞出滤清水分，趁热放入姜丝、料酒、味精、精盐、花椒油，拌匀后待凉。取平盘一个，将芸豆刀面朝上围成一朵菊花形（分层次摆每层各压1/3），花的中间放上姜丝作花芯，浇上余汁即成。

特点：本品色泽翠绿，形如菊花，芸豆鲜嫩，清淡爽口。

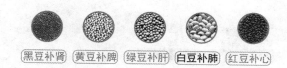

黑豆补肾 黄豆补脾 绿豆补肝 白豆补肺 红豆补心

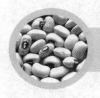

白豆补肺汤膳

  花生白豆煲猪尾

原料：猪尾500克，花生150克，白豆150克，精盐5克。

制法：花生、白豆用清水浸片刻，洗净。烧去猪尾上的毛，刮洗干净，按关节把猪尾切成段，用沸水滚过。在瓦煲内放入清水2500克烧沸，放入猪尾、花生、白豆，猛火煲滚，转用慢火煲至汤浓，用精盐调味即成。

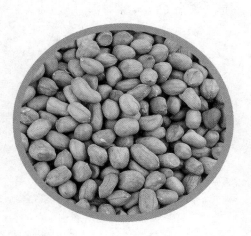

 强身抗寒白豆桂圆羊肉汤

原料：白豆160克，桂圆肉12克，羊肉640克，生姜2片，细盐少许。

制法：先将白豆放入锅中，煮至豆衣裂开，洗干净，晾干。桂圆肉、羊肉和生姜分别洗干净。羊肉切块；生姜刮去姜皮，切2片。

将以上材料一同放入瓦煲内，加入适量清水，猛火烧开，然后改用中火继续煲3小时左右，加入少许细盐调味，即可以饮汤吃肉。

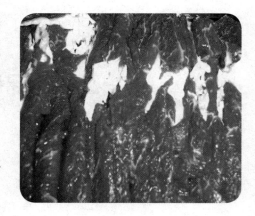

功效：补血宁神，改善体质，滋补肺肾。

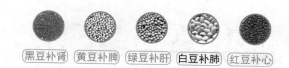

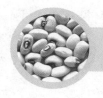

白豆补肺粥膳

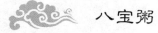

八宝粥

原料： 糯米500克，鸭肉50克，火腿肉50克。鸡肉50克。白豆50克，五花猪肉50克，葱花1.5克，绍酒2克，水发香菇50克，味精1.5克，麻油2克，水发金钩6克，荸荠100克，清水3500克，花生米50克，生姜末6克，精盐6克，胡椒粉1.5克。

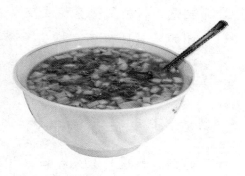

制法： 金钩与火腿装入小碗上笼蒸烂。花生米用开水泡透，去掉红衣。鸭肉、鸡肉、猪肉都切成米粒大小的丁。水发香菇也切成丁。荸荠削皮也切成丁。糯米淘净下锅，加清水上火烧开后，放入火腿、金钩、鸭肉、鸡肉、花生米，熬煮成粥。再加入绍酒、精盐、味精、香菇、白豆、荸荠、姜末、葱花稍煮入味，撒上胡椒粉、麻油即可食用。

功效： 补肺健脾，暖胃止汗。主治消渴饮水、虚劳不足。

说明： 八宝粥是南北驰名的一种风味饮食。因地区饮食风俗习惯的不同，则有甜八宝、咸八宝、荤八宝、素八宝之分。甜八宝多用干、鲜果之类做原料；咸八宝多用山珍海味之类原料；荤八宝多用动物类原料。素八宝则多用植物类原料，但无论使用哪种原料，都要按照原料的性质进行初步加工处理后，再加入粥内熬煮，才能烹调出味美可口、营养丰富的粥品来。

 白豆粥（《寿世青编》）

原料： 白豆100克，人参6克，大米200克。

制法： 将白豆先煮烂去皮，人参切细末，大米淘净同煮粥。

功效： 补脾健胃，增进食欲，养血益精，止吐泻。凡产后均可选用，若兼脾虚腹泻者服食尤佳。

果仁葡萄干粥

原料： 核桃仁30克，白豆20克，葡萄干50克，糯米400克。

制法： 将核桃仁、白豆、葡萄干、糯米洗净待用。将原料一同下锅，加水适量，水开后熬40分钟即可。

说明： 本品稀稠适度，果仁多少适中。核桃仁含较多的植物油，可补脑润肤、黑须发。白豆则含有多种氨基酸，丰富的蛋白质、脂肪和许多人体必需的微量元素，如钙、铁、磷等。有化痰止咳、抗结核、治哮喘等作用，但多食可致中毒。葡萄干含维生素A、B族维生素、维生素C和矿物质如铁、锌、钾。其热量低，营养丰富，可以强身。

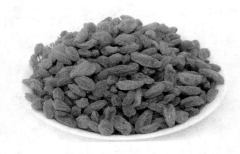

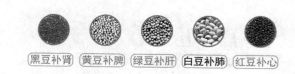

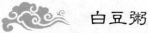

白豆粥

原料： 白豆200克，粳米100克，精盐少许，素油少许，清水适量。

制法： 将白豆择洗干净，切成寸段。粳米淘洗干净，用盐稍腌。取炒锅上火，放入油烧热，下白豆煸炒后取出。取锅放入清水、粳米，先用旺火煮沸后，再改用小火煮至粥将成，加入白豆，略煮即成，以盐调后进食。

功效： 补气健脾，补肾固精。适用于脾胃虚弱，泄泻吐逆，肾虚遗精，小便频数，妇女带下。每日早晨空腹进食，尤能补益肾气。

注意： 本品入盐调味，可增强补肾作用。若用于止吐，可加生姜煸炒煮粥，以增强止吐作用。

五色豆粥

原料： 绿豆50克，红豆50克，白豆50克，黑豆50克，粳米100克，陈皮1片，砂糖150克，清水适量。

制法： 将绿豆、白豆、红豆、黑豆分别淘洗干净，用清水浸泡。粳米淘洗干净。陈皮用清水浸泡后洗净。取锅放入清水，煮沸以后加入绿豆、红豆、白豆、黑豆、粳米及陈皮，用小火慢慢熬煮至粥成，然后以砂糖调味后进食。

功效： 补气健脾，清热泻火。适用于体质虚弱，食欲不振，营养不良性水肿，以及热性体质者。

说明： 本品是我国南方民间传统食品。白豆也称饭豆、眉豆或饭豇豆。

注意：红豆有一名多物现象，应加区别。有些地区赤小豆也称红豆，另外豆科植物的相思子也称红豆，甚至有些非豆科植物如红豆蔻也叫红豆。本粥品是红豆科植物Ormosia hosiei的种子，该植物也称鄂西红豆树、江阴红豆树，产于陕西、江苏、湖北、广西和四川。

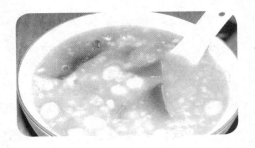

鲫鱼白豆粥

原料：大米150克，鲫鱼2尾（约500克），白豆90克，大蒜30克，生姜、精盐、味精各适量。

制法：鲫鱼去磷、鳃及内脏，以清水洗净，沥干水分备用。将白豆、大米先拣去杂质，再淘洗干净。把大蒜、生姜用水洗净，大蒜切成小粒，生姜切

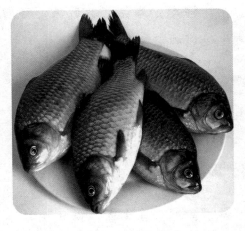

成细丝。将锅洗净置火上，倒油烧热，放入鲫鱼，煎香铲起装入盘内。把全部材料一齐放入砂锅内，加适量水旺火煮沸后，用小火煮1小时，再放入大蒜粒煮10分钟，调入精盐、味精拌匀即可。

功效：健肺和胃，利水消肿。适用于水肿、肺气虚弱、骨质疏松等症。

黑豆补肾 黄豆补脾 绿豆补肝 白豆补肺 红豆补心

白豆补肺药膳

健脾补肺生肌白豆猪尾汤

原料： 大枣10枚，白豆 160克，猪尾1条，陈皮1块，盐少许。

制法： 白豆放入铁锅中，不加油，炒至豆衣裂开洗干净。猪尾洗干净。大枣去核。瓦煲加入清水，用猛火煲至水

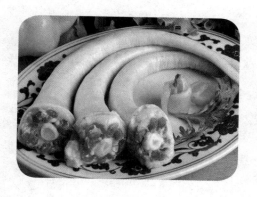

开，放入全部材料，改用中火继续煲3小时，加少许盐调味，即可食用。

功效： 补益气血，健脾补肺，益精补髓。

通乳利水白豆猪手汤

原料： 白豆120克，桂圆肉20克，南枣（去核）10枚，猪手（约640克，斩件）1只，陈皮1块。

制法： 桂圆肉、南枣洗净。陈皮用清水浸软，刮去囊洗净。白豆放入锅中炒至豆壳裂开，铲起洗净，炒时不用油。猪手放入

五豆补五脏
超便捷的五脏调养方

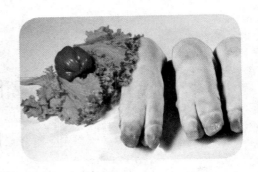

开水中煮5分钟，取起洗净。加水10杯煲开，放入以上材料再煲开，慢火煲3小时，加盐调味即成。

功效：养血补肺，祛风利水，通乳丰肌。

五豆补五脏

超便捷的五脏调养方

第 八 章

红豆补心

黑豆补肾　黄豆补脾　绿豆补肝　白豆补肺　红豆补心

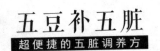

红豆补心

红豆又称赤小豆、赤豆、红小豆，起源于中国，味甘、酸，性平，归心、小肠经。具有除热毒、消胀满、利尿、通乳、补血之功效。

1 红豆的形态特征

一年生直立或缠绕草本，高30～90厘米，植株被疏长毛；羽状复叶具3小叶，托叶盾状着生，箭头形，长0.9～1.7厘米；小叶卵开有至菱状卵形，长5～10厘米，宽5～8厘米，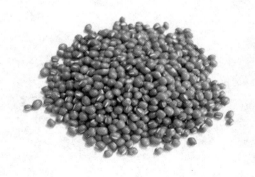先端呈三角形或近圆形，侧生的偏斜，全缘或浅三裂，两面均稍被长毛。花黄色，约5或6朵生于短的总花梗顶端；花梗极短；小苞片披针形，长6～8毫米；花萼钟状，长3～4毫米；花冠长约9毫米，旗瓣扁圆形，常稍歪斜，顶端凹，翼瓣比龙骨瓣宽，具短瓣及耳，龙骨瓣顶端弯曲近半圆，其中一片的中下部有一角状凸起，基部有瓣柄；子房线形，花柱弯曲，近先端有毛。荚果圆柱

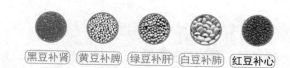

状，长5～8厘米，宽5～6毫米，平展或下弯，无毛；种子通常为暗红色或其他颜色，长圆形，长5～6毫米，宽4～5毫米，两头截平或近浑圆，种脐下不凹陷。花期夏季，果期9—10月份。

红豆起源于中国，在喜马拉雅山山区有野生种和半野生种。日本由中国经朝鲜传入，并在日本形成次生中心。栽培面积以中国最大，次为日本、朝鲜。

2 营养成分

红豆每百克含水12.6克，蛋白质20.2克，脂肪0.6克，糖类63.4克，膳食纤维7.7克，维生素A 13微克视黄醇当量，胡萝卜素80微克，硫胺素0.16毫克，核黄素0.11毫克，烟酸2毫克，维生素E 14.36毫克，钙74毫克，磷305毫克，锰1.33毫克。

红豆富含淀粉，因此又被人们称为"饭豆"，具有"行津液、利小便、消胀、除肿、止吐"的功能，被李时珍称为"心之谷"。红豆是人们生活中不可缺少的高营养、多功能的杂粮。

精医讲道

《本草纲目》说红豆"治产难，下胞衣，通乳汁""行津液，利小便，消胀、除肿、治呕，而治下痢肠，解酒病，除寒热痈肿，排脓散血"。

3 食疗作用

红豆可整粒食用，一般用于煮饭、煮粥，做赤豆汤或冰棍、雪糕之类。用于菜肴有"红豆排骨汤"等。由于赤豆淀粉含量较高，蒸后呈粉沙性，而且有独特的香气，故常用来做成豆沙，以作为各种糕团面点的馅料。红豆还可发制红豆芽，食用同绿豆芽。

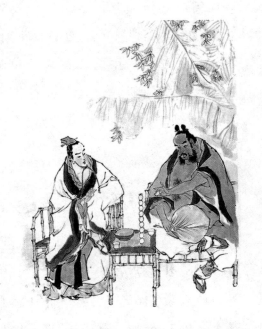

现代研究认为，红豆中含有多量治疗便秘的纤维及促进利尿作用的钾。此两种成分均可将胆固醇及盐分对身体不必要的成分排泄出体外，因此被视为具有解毒的效果。红豆还可用于治疗心源性和肾源性水肿、肝硬化腹水、脚气病浮肿和外用于疮毒之症，都有一定效果。红豆水提取液对金黄色葡萄球菌、福氏痢疾杆菌和伤寒杆菌等有抑菌作用。红豆煮汤饮服，可用于治疗肾源性、心源性、肝源性水肿以及营养不良、炎症等多种原因引起的水肿。

红豆以粒紧、色紫赤者为佳，健脾利水，解毒消痈，清利湿热。红豆煮粥食之，有健脾养心、利水湿的作用。凡脾虚不运、腹水胀满、小便不利、黄疸、泻痢者，皆可食之。红豆煎水或入

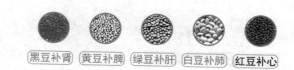

药，有清热利水的功效，可治急黄、肠痈、痔痢下血、风疹瘙痒等。红豆杵末，鸡蛋清调匀外涂，可治热毒痈肿。

中医学认为红豆性平味甘酸，无毒。有滋补强壮，健脾养心，利水除湿，和气排脓，清热解毒，通乳汁和补血的功能。不仅可用于跌打损伤，瘀血肿痛，且对于一切痈疮疥及赤肿（丹毒）也有消毒作用，特别适合各种特发性水肿病人进行食疗。

4　选购储存

将拣去杂物的红豆摊开晒干，以3～5斤为单位装入塑料袋中，再放入一些剪碎的干辣椒，密封起来。将密封好的塑料袋放置在干燥、通风处。此方法可以起到防潮、防霉、防虫的作用。能使红豆保持1年不坏。还可将红豆放在开水中浸泡10分钟，然后捞出晒干，放入缸里收藏起来，可保存很长时间，也不会生虫。将两三瓣大蒜放入装红豆的容器中或口袋中，可使其2～3年不被虫蛀。

5　注意事项

红豆久食则令人黑瘦结燥。中药另有一种红黑豆，系广东产的相思子，特点是半粒红半粒黑，注意鉴别，切勿食用，且阴虚而无湿热者及小便清长者忌食。

与红豆相宜的食物：鸡肉，补血明目、驱风散毒，营养全面。鲢鱼，祛除脾胃寒气，消肿祛瘀。南瓜，健美润肤。鲤鱼，利水消肿。乌骨鸡，滋阴养血，利水消肿。花生、大枣，补益心脾，利水消肿。

与红豆相克的食物：猪肉，同食易引起腹胀气滞；羊肚，性味功能相反；羊肝，同食易发生食物中毒；粳米，引发口疮。

6 中医药学对红豆的传统认识

红豆即赤小豆，始载于《神农本草经》，列为中品，历代本草、医方亦多有记载。其味甘、酸，性平，归心、小肠经。具有除热毒、消胀满、利尿、通乳、补血之功效，主治心肾水肿、腮腺炎、痈肿脓血、乳汁不通等症，尤以妇科配方使用最多。贴敷可治扭伤、血肿及热毒痈肿等病症。

明代著名医药学家李时珍把赤小豆称为"心之谷"，《本草纲目》说，赤小豆"治产难，下胞衣，通乳汁。和鲤鱼、蠡鱼、鲫鱼、黄雌鸡煮食，能利水消肿"。并说："赤小豆小而色赤，心之谷也。其性下行，通乎下肠，能入阴分，治有形之病。故行津液，利小便，消胀除肿止呕，

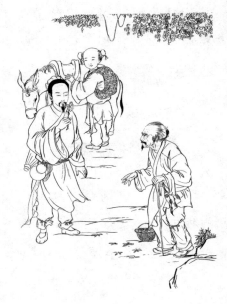

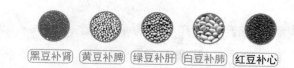

而治下痢肠澼，解酒病，除寒热痈肿，排脓散血……"

　　《伤寒论》麻黄连轺赤小豆汤治伤寒瘀热在里，身必黄。用麻黄（去节）二两，连轺二两，赤小豆一升，杏仁（去皮、尖）四十个，大枣（擘）十二枚，生梓白皮（切）一升，生姜（切）二两，甘草（炙）二两。上八味，以水一斗，先煮麻黄再沸，去上沫，纳诸药，煮取三升，去滓，分温三服，半日服尽。

　　《太平圣惠方》赤小豆散治急黄身如金色：赤小豆一两，丁香一分，黍米一分，瓜蒂半分，熏陆香一钱，青布五寸（烧灰），扇香（细研）一钱。上药捣细罗为散，都研令匀。每服不计时候，以清粥饮调下一钱；若用少许吹鼻中，当下黄水。

　　《圣济总录》赤小豆汤治脚气气急，大小便涩，通身肿，两脚气胀，变成水者：赤小豆半升，桑根白皮（炙，锉）二两，紫苏茎叶（锉，焙）一握。上三味除小豆外，捣罗为末。每服先以豆一合，用水五盏煮熟，去豆，取汁二盏半，入药水四钱匕，生姜一分，拍碎，煎至一盏半，空心温服，然后择取豆任意食，日再服。

　　《药性本草》记载："治热毒，散恶血，除烦满，通气，健脾胃，令人美食。捣末同鸡子白，涂一切热毒痈肿。煮汁，洗小儿黄烂疮，不过三度。"后世用赤小豆主要取其消肿利水以除湿，清热解毒以疗疮之功。

　　《梅师集验方》所载：桑枝烧存性，淋汁，赤小豆煮熟空腹食之令其饱，饥则食尽，不吃饭。这是一种药食疗法，不拘量地食用赤小豆，以赤小豆代饭。

五豆补五脏
超便捷的五脏调养方

　　《补缺肘后方》："取自茅根一大把（100～250克），赤小豆3升（约250克）共煮，去白茅根，食赤小豆。以治大腹水肿，食后水从小便而去。"据传宋仁宗患痒腮，命道士赞宁治之，此人用赤小豆70粒，研为细末，敷其颐下，数日即愈。官中又有臣患恶疮，生命垂危，尚书郎傅永授以药服之立愈。内其何药?谓赤小豆。又有人患胁痛（即胁肋生疮痛），已至五脏，医者以药治之而愈。大臣问医者说："不就是赤小豆吗?"医者回话："无须多言，我已用此种方法救治不下三十人。"还有，一僧人生发背如烂瓜，邻家乳婢用赤小豆治之，发背速愈，疗效如神。这些虽是古代用赤小豆治疮毒的医事趣闻，但从中说明赤小豆是一味消肿解毒的外用药。

　　需要注意的是，赤小豆既是五谷杂粮，又是消肿、解毒之中药，为药食兼优之佳品。然而临证应用需知其利除其弊，注意虚实，辨证用之。《本草新编》中说："赤小豆，可暂用以利水，而不可久用以渗湿。湿证多属气虚，气虚利水，转利转虚而湿不能去矣!况赤小豆专利下身之水而不能利上身之湿。盖下身之湿真湿也，用之有效;上身之湿，虚湿也，用之益甚，不可不辨。"这里告诉我们用赤小豆消肿利水，需随时注意虚实之变，若利水而致虚，可减少药量，或暂时停服，或增加补虚之品，如气虚加黄芪、白术、山药;血虚加当归、阿胶等。陶弘景也说："赤小豆逐津液，利小便，久服令人枯燥。凡水肿胀满，总属脾虚，当杂补脾胃药中用之，病已即去，勿过剂也。其治消渴，亦借其能逐胃中热从小便利去，若用之过多，则津液竭而渴愈甚，不可不

184

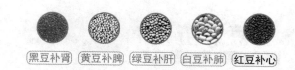

黑豆补肾　黄豆补脾　绿豆补肝　白豆补肺　红豆补心

戒也。"注意其不良反应，随时观察虚实，兴利除弊。

《本草纲目》还提醒我们："赤小豆以紧小而赤黯色者入药，其稍大而鲜红淡色者，并不治病。"还有一种形似赤小豆，半红半白，俗称相思豆，不可入药，此药有毒。赤小豆质硬而不易煮烂，所以为了提高药效，建议将赤小豆打碎入药，或先浸、久煎以使其有效物质充分利用。

7　红豆的现代药理研究

现代研究表明，红豆具有抗氧化、增强免疫、抑菌、雌激素样作用等药理作用，被广泛应用于临床，治疗急性肾炎、肝硬化腹水、水痘、腮腺炎、炎性外痔、皮肤病等。又因其具有一定的补益作用，加之美味，是一味药食兼优的现代药品及保健品。此外，红豆中含有大量用于治疗便秘的纤维及促进利尿作用的钾。此两种成分均可将胆固醇及盐分对身体不必要的成分排泄出体外，因此具有解毒效果。

红豆还可治疗心源性和肾源性水肿、肝硬化腹水、脚气病浮肿，外用于疮毒之症。红豆水提取液对金黄色葡萄球菌、福氏痢疾杆菌、伤寒杆菌等有抑菌作用。红豆煮汤饮服，可治疗肾源性水肿、心源性水肿、肝源性水肿及营养不良、炎症等多种原因引起的水肿。红豆药材具有利尿作用，其利尿的主要活性部位为三氯甲烷萃取部位及正丁醇萃取部位。β球蛋白是红豆中的主要蛋白，其氨基酸含量很高，因此，红豆具有很高的营养价值，并可

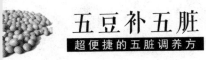

作为生产氨基酸的原料。

红豆中含有大量蛋白质、糖类、粗纤维，少量脂肪及微量维生素等。此外尚含有三萜皂苷、植物甾醇、红豆红色素、槲皮素，在红豆乙醇提取物中分离到了儿茶素、槲皮素、杨梅黄酮及其芸香糖苷等黄酮类化合物，具有广泛的药理作用，如抗氧化、抗肿瘤、抗血管生成、雌激素活性等，研究还发现红豆具有抑制对乙酰氨基酚诱导的肝损伤，降血脂，抑制黑素瘤的黏附、侵袭和转移，预防肝脏的氧化损伤等作用，主要通过ERs介导发挥弱雌激素样作用，这为其药用价值的理论研究和实践应用提供了依据。

8 红豆的临床作用

● 治热毒痈肿、血肿及扭伤

红豆适量，择净后研为细末，用蜂蜜或冷开水调敷患处。已溃烂的疮疡敷在创口周围，暴露疮口以便排脓。每天2次，连敷3～6天。

● 治血管瘤

取红豆适量，研为细末，加老陈醋适量调为糊状，敷于瘤部表面，外用敷料覆盖，胶布固定。每天更换1次。同时另取防风、荆芥、连翘、牛蒡子、羌活、炒杏仁、生甘草（剂量以常用量为准），水煎服。每天1剂，连续用药4～7天。

● 治流行性腮腺炎

取红豆50～70粒，捣碎为末，以温水（或鸡蛋清、蜂蜜）调为糊状，摊在敷料上，敷于患处，胶布固定。一般用药1次即可消肿而愈。

● 治细菌性痢疾

取红豆5克，糯米50克，择净后用水淘洗干净，加入适量清水煮粥，熟后，赤痢加入白糖50克，白痢加入红糖50克。胃能受纳者1次顿服，不能受纳者分2次服。儿童酌减，每天服3次。适用于湿热型菌痢。

● 治局部肿痛

取红豆100克，捣为细末，加入3～4个鸡蛋清调匀为糊状，用纱布包裹放在肿痛的局部湿敷30～60分钟，中间翻转1次。每天2次。另用红豆100克，加水2000毫升煮熟，每天分3～4次服用。

● 治颞下颌关节紊乱综合征

将红豆研成细末，湿润后敷于患处，敷料覆盖，胶布固定。每隔3～4小时将原糊剂重新调和湿敷，反复4～5次后，更换红豆糊剂。治疗期间勿食过硬食物，避免长时间大张口，保持心情舒畅。

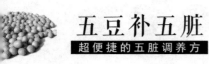

● 治产妇缺乳

每天早、晚各用红豆250克，加水1500～2000毫升，浸泡15～20分钟，煮熟，去豆饮汤。连续服3～5天。

● 治产后恶露不净

红豆50～100克，煮汤，加红糖适量，代茶频饮。每天1剂，连服7～10天。

● 治肾病水肿

黄芪防己汤（黄芪30克，防己10克，白术10克，生姜5克，红豆30克，大枣7枚），或加玉米须30克，益母草30克更佳。

● 治肝源性水肿

三棱10克，莪术10克，炙鳖甲10克，马鞭草30克，红豆30克。水煎服。

● 治心源性水肿

古书真武汤（茯苓10克，附子10克，白术10克，生姜5克，红豆30克，炙桂枝10克，老茶树根30克），或加陈葫芦壳30克、通草6克更佳。

在药物治疗的同时，配以红豆煮粥食之。红豆粥即以红豆30g，米仁30g，粳米适量煮粥，淡食或加糖食之，以不加盐为好，可增强利尿消肿之功。

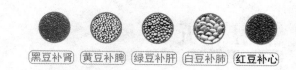

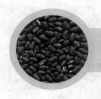

红豆补心美味佳肴

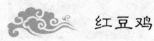 红豆鸡

原料：母鸡1只，红豆100克，料酒、葱、姜、精盐、味精等调料各适量。

制法：鸡去毛，去内脏，洗净。红豆洗净放入鸡腹腔内，把鸡放入炖钵内，加清水适量，加料酒、精盐、葱、姜、味精炖熟烂即可。

功效：补心益气，利水消肿。适用于水肿患者。

说明：红豆味甘、酸、性平。有利水除湿、和血排脓、消肿解毒等功效。《本草经疏》曰："凡水肿、胀满、泄泻、皆湿气伤脾所致，赤小豆健脾燥湿，故主下水肿胀满，止泻利小便也。"故赤小豆善于下行而通利水道，使水湿下渗而消肿，配鸡肉还能补中益气健脾，培土以制水，故对水肿、小便不利有良好的效果。

 桂花红豆糕

原料：糖桂花14克，糯米粉、粳米粉各500克，红豆、白糖各100克。

制法：红豆洗净煮烂备用。将糯米粉、粳米粉、白糖倒入盆内，拌匀，取出少许做面料用，随后分次倒入清水，用双手拌揉至水全部吃尽，再把煮烂的红豆倒入拌匀。取木蒸笼一只，下面垫上一块蒸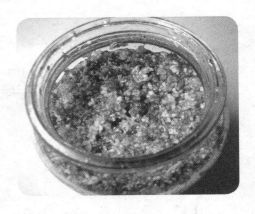布，把拌匀的糕倒入，开着盖用旺火沸水蒸约20分钟，见蒸汽直冒，面上蒸粉呈红色时，再把少许用作面料的糕粉均匀撒在上面，加盖略焖面片刻，即熟，在蒸糕上撒上糖桂花，用刀切成方块食用。可作主食或点心，随量食用。

功效：补益脾胃，强壮身体。适用于脾胃虚弱、心虚乏力者。

 红豆沙

原料：选择无病、无虫、无霉烂的优质红豆，除去原料中的砂粒等杂质，用清水冲洗2～3遍。

制法：①浸泡水温控制在20℃左右，时间8～12小时，泡好的豆应为原重的1～1.2倍。②将浸泡好的豆放入锅内，加水量以略过豆面为宜。一般浸泡过的豆煮制时间为30～45分钟，未浸泡的豆煮制时间为60～90分钟。煮完的豆应有10%～15%的裂口，用手轻轻一捻，刚好可搓掉豆皮。③将煮好的豆捞出，控干水分，趁热进行打浆。④打浆得到的沙浆用离心机脱水，至沙浆

黑豆补肾　黄豆补脾　绿豆补肝　白豆补肺　红豆补心

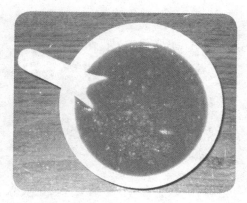

含水率达50%～60%即可。⑤棕榈油12%～15%，白砂糖40%～45%，红豆30%～35%。先取一半棕榈油倒入锅内，待油沸腾后，将沙浆和糖一并倒入锅内搅拌，至沙浆略为黏稠后，将剩下的油分3次徐徐加入。整个炒制过程控制在60～90分钟，成品含水量控制在15%～20%。⑥炒制好的豆沙成品应冷却后再进行包装。冷却可采用自然冷却法，即将炒好的豆沙倒入高5厘米左右的不锈钢托盘中，冷却至室温后进行包装。

说明： 红豆沙是我国的传统风味食品，广泛应用于食品加工的各个方面。

蜜汁山药饼

原料： 山药500克，糯米粉100克，炒豆沙泥100克，麻油50克，菜油100克（实耗60克），白糖200克，桂花酱4克。

制法： 将山药洗净，入笼蒸熟，取出放凉，剥去外皮后压成细泥，加入糯米粉50克搅匀。另取少量糯米粉撒在面案上，把山药泥放在糯米粉上面，摊成2厘米厚的大饼，上面再撒些糯米粉，用刀切成2.5立方厘米的块。将豆沙用手搓成1厘米粗的长条，再切成1厘米的块，将山药泥逐块压扁，蘸着糯米粉，放上豆沙，包成圆形，再压成扁圆形的饼。

炒锅置中火上，下油烧至七成热时，放入山药饼，约炸5分钟呈黄色，捞出。炒锅置旺火上，加入芝麻油、白糖各50克，炒至红色时，加入开水200克、白糖150克、桂花酱，

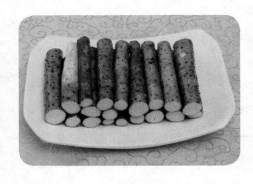

烧沸，拣去桂花酱渣，改用微火煎成浓汁，加入山药饼，翻炒几下，沾满糖汁即成。

功效：健脾养胃，补肺益心。适用于脾心虚弱所致的食少、便溏、白带增多等症。

日本红豆饭

原料：糯米300克，大米150克，酒2匙，盐1匙，红豆80克，黑芝麻盐（黑芝麻和盐一起稍微炒一下即成）适量。

制法：先煮豆，让红豆先在大火下滚开一次，然后倒掉开锅的水，加新水600毫升，小火煮，煮到红豆还有一点硬就可以了。

取出红豆，注意煮豆的汤要留着不能扔掉。用汤勺不断地盛起汤后再倒回锅里，让它尽量与空气接触，色泽会更加鲜艳。

淘米。糯米和大米一起淘。将米倒进锅里，少放一些水，再将红豆汤、红豆、酒、盐一起放入，浸泡1小时后开始蒸饭。

饭蒸好以后，不要开盖，焖15分钟，然后打开锅盖轻轻搅拌。

吃时在饭上撒上黑芝麻盐即可。

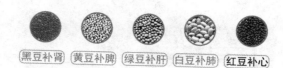

黑豆补肾　黄豆补脾　绿豆补肝　白豆补肺　**红豆补心**

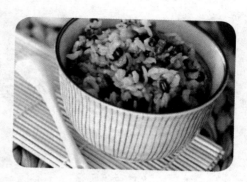

　　说明：红豆饭在日本称为"赤饭"，不仅营养丰富，还因为颜色微微泛红，被当作喜庆的饭。

　　做好的红豆饭看上去晶莹剔透，泛着红色光泽，具有丰富的营养。黑芝麻中维生素E含量丰富，可延缓衰老，还能滋补肝肾、润养脾肺，让人的脸色更红润。红豆在所有谷类中维生素B_1含量最高，可以帮助人们消除体内糖分的渣滓，大大提高人的食欲。

红豆补心汤膳

　红豆鸭汤

原料：鸭1只，红豆50克，茯苓皮30克，陈皮10克，葱、姜、料酒、精盐、味精等调料各适量。

制法：鸭去毛及内脏，洗净。将洗净的红豆、茯苓皮、陈皮、葱、姜放入鸭腹内。把鸭放入锅中，加适量水，料酒、盐各少许。用文火烧至鸭肉熟烂，加味精调味即可。

功效：健脾补心消肿。适用于脾虚水肿病人。红豆性善于下行，通利水道，使水湿下泄而消肿，故适用于水肿胀满，脚气浮肿。茯苓皮功能利水消肿。鸭肉滋阴补虚，利尿消肿。本药膳三味相合，有较好的健脾利尿消肿作用。

　　百果羹

原料：莲子20粒，龙眼20颗，荔枝10颗，大枣10个，红豆半碗，花生米半碗，桂花1小匙，白糖适量。

制法：将莲子浸泡后去皮去芯；龙眼、荔枝去核；大枣

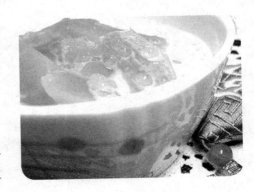

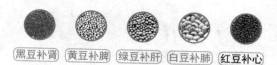
浸泡。

将红豆、花生米、莲子、红枣煮熟，再加入龙眼、荔枝，共煮烂，放入白糖、桂花。

 红豆煨鲤鱼

原料：红豆90克，鲤鱼500~800克。

制法：取红豆、鲤鱼，用瓦煲煨烂即可。

说明：赤小豆煨鲤鱼，民间常用作治脚气的专药，也是治水肿的单方，更能治疗孕妇的水肿，因为它有祛水气而达到安胎的作用，是治疗水肿较理想的饮食方法。同时，亦可用于治疗妇女产后乳汁不足，因为鲤鱼还有通乳功能，可以使乳汁增多。

此外，脚气病大都是由于受湿或缺乏营养引起的。这种病的症状，常见筋脉弛缓、脚足浮肿无力。治疗方法是健脾去湿，而赤小豆煨鲤鱼则具有这种功效。

红豆冬瓜煲生鱼

原料：生鱼1条（100~500克），冬瓜（连皮）500克，红豆60克，葱头5枚。

制法：取新鲜生鱼（去鳞和肠脏）、冬瓜（连皮）、红豆、葱头，加清水适量，煲汤，不要加盐。

功效：补脾，利水，消肿，补脾而不留邪，利水而不伤正气。民间用来治疗急性肾炎和慢性肾炎所致的水肿和肝病腹水等。《本草疏证》认为红豆有"既损其盛，又补其衰"的作用。

冬瓜，味甘、性微寒，功能清热利尿。常用于治疗水肿腹胀、小便不利等症。

生鱼即黑鱼，又称鳢鱼。味甘、性寒，功能补脾利水。《食医心镜》以生鱼、冬瓜、葱白煮食"治十种水气病"《本草经》说它"主湿痹，面目浮肿，下大水"。常用于治疗水肿，脚气等症。

 椰汁双豆汤

原料：红豆100克，眉豆100克，槟榔芋头150克，西米15克，椰丝15克，椰汁250克，白糖250克。

制法： ①把红豆和眉豆洗净，用清水浸1小时，取出。

②将槟榔芋头去皮，洗净，切成丁。

③在瓦煲中加入沸水2500克，放入红豆、眉豆猛火加热至滚，改用慢火煲约2小时，再加入芋头丁、西米煲30分钟，然后加入椰丝和白糖，加热至白糖全部溶解后兑入椰汁，再加热至滚即成。

 黄鸭红豆汤

原料：黄鸭1只，红豆30克，陈皮30克，花生米30克，冬瓜皮

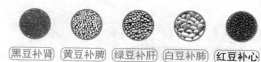

100克。料酒、盐、胡椒粉、姜片、葱段各适量。

制法： 将红豆去杂洗净。陈皮、冬瓜皮、花生米去杂质洗净。陈皮、冬瓜皮装入纱布袋扎口。野鸭去毛，去内脏，斩去脚爪，洗净，放入沸水锅内氽一下，捞出洗净、斩块。烧热锅放入鸭块煸炒，放入葱、姜、料酒，煸炒至水干。注入适量清水，加入盐、胡椒粉、红豆、花生米、药袋，共煮至肉熟烂，拣出药袋、葱、姜，盛入汤盆中即成。

说明： 黄鸭红豆汤可为人体提供丰富的营养成分，具有补心益气、利水消肿的功效。民间用于治疗营养不良性水肿。常人食之可减肥健美。

冬瓜红豆汤

制法： 将冬瓜、红豆加水2碗煮沸，用小火煨20分钟即可。

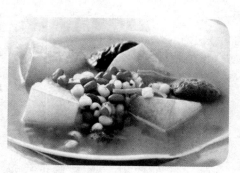

用法： 不加盐或少加盐，每日服2次，食瓜喝汤。

功效： 利小便、消水肿、解热毒。适用于急性肾炎水肿、尿少者。冬瓜含钠较低，是肾病水肿病人的理想食品。

注意： 慢性肾炎脾肾虚寒者不宜食用。

五豆补五脏
超便捷的五脏调养方

 番木瓜双豆煲鲤鱼

原料：鲤鱼1条（重约750克），半熟番木瓜1个（重约750克），红豆、眉豆各50克，生姜2片，精盐8克。

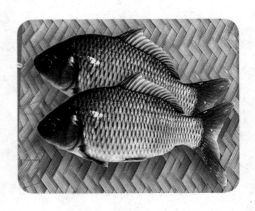

制法：红豆、眉豆洗净后，用清水浸透。番木瓜去皮去瓤洗净后，切成大块。鲤鱼宰净去鳞、鳃及内脏，洗净，抹干。

在瓦煲内放入清水3000毫升烧沸，加入鲤鱼、番木瓜、红豆、眉豆、生姜片，先用猛火煲30分钟，再用中火煲60分钟，然后用慢火煲1.5小时，去掉姜片，放入精盐调味。

 止带淮莲白术红豆瘦肉汤

原料：红豆150克，瘦肉320克，姜2片，莲子150克，怀山药12克，白术15克。

制法：将红豆洗净，加入各种材料及瘦肉，放入水4碗，煲3小时，即可饮用，而豆熟可作菜食，汤亦鲜甜。

功效：此汤能止血，止妇女白带过多，止久痢、久泻，治胃寒、胃气及止泻。红豆含维生素，此汤暖胃止泻，补精益气。

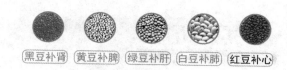

利尿红豆冬瓜鲤鱼汤

原料： 冬瓜640克，红豆120克，陈皮1块，鲤鱼1条（约640克）。

制法： 冬瓜用水洗净，去皮，冬瓜瓤切厚片；红豆用水浸透，洗净；鲤鱼去掉鳃和肠脏，可不去鳞；陈皮用水浸透洗净。将材料全部放入瓦煲内，加适量水，煲至水开，用中火煲3小时，以细盐调味即可。

功效： 消除疲劳，增进食欲。适用于肝硬化病。在潮湿的天气时饮用，可使小便顺畅，消除疲劳。如患肝硬化病，精神不振，胃口不开，下肢酸软，舌胖，舌边有齿印，可用此汤佐膳作食疗。

注意： 凡肾气虚，小便频密者及孕妇，不宜饮用。

活血红豆花生泥鳅汤

原料： 花生米120克，红豆120克，陈皮1块，泥鳅640克。

制法： 泥鳅用细盐搓擦全身，再用热水烫洗，去掉黏液，剖开，去内脏和头，用水洗净，烧热油锅，将泥鳅煎至

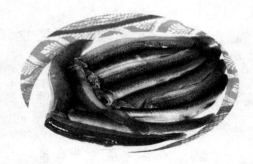

微黄，取出。花生米用水浸透，留衣，洗净。红豆和陈皮用水浸透，洗净。将材料全部放入瓦煲内，加入水，煲至水开，改用中火煲约3小时，加入细盐调味即可。

五豆补五脏
超便捷的五脏调养方

功效：活血利尿。此汤适合一家人食用，可通利小便，促进骨髓制造血小板。如患了肝硬化、疲倦乏力、食欲不振、腹胀、胁痛、肝大、鼻衄、牙龈出血，可用此汤佐膳作食疗。

 ### 清热鸡骨草红豆泽泻瘦肉汤

原料：鸡骨草80克，泽泻20克，红豆80克，陈皮1块，蜜枣4枚，猪瘦肉120克。

制法：鸡骨草、泽泻和红豆用水浸透，洗净，滴干水。陈皮、蜜枣和猪瘦肉用水洗净。加水入瓦煲内，煲至水开，放入全部材料，用中火煲3小时，加入细盐调味即可。

功效：清利湿热，利尿退黄。在肝炎流行期间，或曾与肝炎患者接触，饮用此汤对预防肝炎有一定作用。如患上了肝炎病症，全身泛黄，倦怠无力，无胃口，小便黄赤，可煲此汤佐膳作食疗。身体虚弱的人宜多饮用。

粟米须红豆花鱼汤

原料：粟米须40克，红豆120克，蒜5粒，生姜1片，鲤鱼1条。

制法：将鲤鱼去净鱼鳞，鱼鳃，用水洗净，抹干，用姜

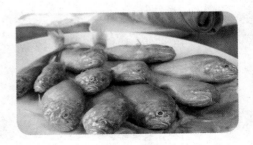

放进油锅煎至金黄色以除腥味，蒜去衣。粟米须、红豆、生姜分别用水洗净。生姜去皮，切片。加适量水和生姜、粟米须、红

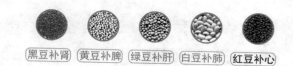

黑豆补肾　黄豆补脾　绿豆补肝　白豆补肺　红豆补心

豆、蒜一起用猛火煮至水开，再加入鲤鱼，用中火煮至红豆熟即可。

功效： 健脾补心，利水消肿。对于急性肾炎和慢性肾炎引起的水肿，或者肝病腹水有食疗作用。平常人用上汤佐膳，可以通利小便、防止脚气的发生。此汤饮用时酌加细盐调味。

红豆煲母鸡汤

原料： 母鸡1只，红豆500克，五味佐料适量。

制法： 将鸡宰杀后，去毛及内脏，洗净，切成大块；赤小豆稍用水浸泡，拣去沙石。以上两物与水同煮，待豆、鸡肉烂熟成羹，酌加五味调料，搅匀，即可起锅。

服法： 鸡、豆、汤同食；虚甚者，食汁即可。每日服3次，白天2次，夜晚1次。

功效： 利水补虚。适用于气虚阳衰，身体肿满。

说明： 此汤鲜美味香，食之可口。汤中以雌鸡补虚温阳，以助水津布运；赤小豆健脾利湿。二物同煮一汤，益气利水之功更强，脾虚水肿者可常食。此外，此汤还可"补丈夫阳气，治冷气，溲著床者"。

注意： 食用本品，宜渐渐食之，不可一顿过饱，以免损伤脾气，致饮食难消。

红豆冬瓜生鱼煲排骨

原料： 冬瓜1280克，生鱼1条，红豆80克，排骨320克，陈皮

五豆补五脏
超便捷的五脏调养方

1块。

制法：冬瓜、红豆分别洗净。冬瓜去瓤，连皮切大块；红豆沥干；陈皮浸软洗净；排骨洗净斩开数块，放入沸水中煮数分钟，捞起沥干；生鱼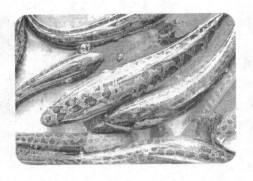

（黑鱼）剖洗干净，去鳞及内脏。烧热锅加少许油，把生鱼煎至两面鱼身微黄后铲起。煲中注入清水，先放入红豆、陈皮，猛火煲至滚，再放入生鱼、冬瓜、排骨，用慢火煲2小时，调味即可。

功效：利水祛湿，消肿解毒，生津止渴。

 红豆莲子清鸡汤

原料：红豆120克，莲子肉80克，陈皮1块，母鸡1只（约1000克）。

制法：母鸡剖洗净，去毛，去内脏及肥油，放入开水中煮5分钟，捞起，沥干水。红豆、莲子肉和陈皮用水洗净。莲子肉保留莲子衣，去芯。加适量水，猛火煲至水开，放入全部材料，用慢火煲3小时，加盐调味，即可饮用。

功效：健脾开胃，补血养颜，宁心安神。主治身体虚弱、头晕眼花、心悸失眠。此汤取材便利，制法简单，补益功效大，且补而不燥，适合平常人补身之用，也适合虚不受补之人饮用。如身体血虚或妇人产后，脾胃虚弱、身体瘦弱之人经常头晕、眼花、心悸、失眠，都可用此汤佐膳作食疗。

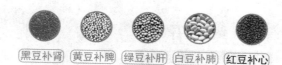

红豆补心营养粥膳

 红豆玉米薏仁粥

原料： 玉米须50克，红豆15克，薏苡仁30克。

制法： 将玉米须加水适量先煎10分钟，红豆、薏苡仁洗净入锅，用旺火烧开后转用小火熬成稀粥。温服，每日1次。

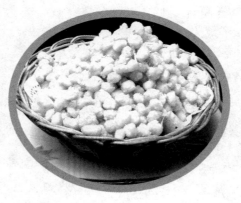

功效： 利水补湿。适用于阳虚水泛，见体形胖大，倦怠，苔白腻者。

红豆粥

原料： 大米200克，红豆50克，精盐、味精各少许。

制法： ①将红豆、大米淘洗干净，放入锅内，加水适量，置炉上用武火烧沸，用文火煮熬成粥。②在粥内放入精盐、味精即成。

功效： 健脾，补心，利水。适用于水肿、湿脚气、肥胖、骨质疏松等症。

红豆山药粥

原料：红豆50克，山药30克，白糖少许。

制法：将红豆洗净，放入锅内，鲜山药去皮，切成薄片待用。将盛有红豆的锅加水适量，置火上烧沸，再用文火熬煮至半熟，然后加入山药片、白糖，继续煮熟即成。

功效：清热，利湿，止泻。适用于倦怠腹胀、舌干口渴、骨蒸潮湿。

 红豆冬瓜粥

原料：大米100克，红豆30克，冬瓜50克。

制法：①红豆浸泡1夜，去泥沙，淘洗干净；大米淘洗干净；冬瓜去皮，切成3厘米见方的块。②将大米、冬瓜、红豆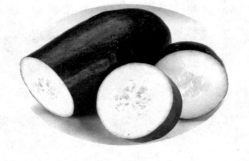同放在锅内，加水置武火上烧沸，再用文火煮35分钟即成。

功效：消肿，利尿，减肥。

红豆糯米粥

原料：红豆100克，糙糯米100克，红糖50克，桂花糖10克，玫瑰糖10克，清水1500毫升。

黑豆补肾 黄豆补脾 绿豆补肝 白豆补肺 红豆补心

制法：将红豆与糙糯米分别浸泡过夜，淘洗干净，放入锅内，加清水，上火烧开后转用小火慢慢熬煮直至极烂，再加入红糖、桂花糖、玫瑰糖调匀即成。

功效：健脾益心，消肿解毒，和血排脓，利水通乳。主治老年性肥胖症，水肿、脚气、黄疸、泻痢、便血、痈（疮）肿毒，产后乳少等症。

红豆南瓜粥

原料：大米100克，红豆30克，南瓜50克。

制法：红豆浸泡1夜，去泥沙，淘洗干净；大米淘洗干净；南瓜去皮，切成3厘米见方的块。将大米、南瓜、红豆同

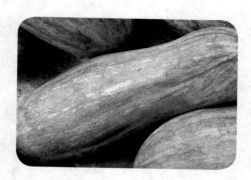

放锅内，加水置武火上烧沸，再用文火煮35分钟即成。

功效：消肿，利尿，减肥。

核桃红豆粥

原料：大米200克，核桃仁30克，红豆50克，精盐、味精少许。

制法：将红豆、核桃仁、大米淘洗干净，放入锅内，加水适量，用武火烧开，再用文火熬煮成粥。在粥内放精盐、味精，搅匀即成。

功效：益智健脑，润肠通便。适用于精神倦怠、水肿、肥胖、便秘等症。

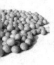

 # 红豆补心药膳

 ## 养颜红豆黄精老鸽汤

原料： 红豆150克，黄精40克，老鸽1只，陈皮1块。

制法： 红豆去杂质，用水浸透，洗净。黄精和陈皮用水洗净。将老鸽剖洗干净，去毛及内脏，放入开水中煮约5分钟取出，沥干水。用适量水，猛火煲至水开，放入全部材料，用慢火煲约3小时，加盐调味即可。

功效： 补益气血，强壮身体。主治月经失调。平常人常服此汤，可补血养颜、预防白发、强健身体。如血气不足、精神不振、面色苍白、食欲不振、头晕、失眠、妇女月经不调，可煲此汤佐膳作食疗。

祛湿双豆淡菜粟米瘦肉汤

原料： 红豆80克，扁豆40克，粟米20克，粟米须40克，陈皮1块，淡菜80克，瘦肉150克。

制法： 红豆、扁豆用水浸透，洗净；粟米须用水洗净，装于纱布袋内；陈皮和淡菜分

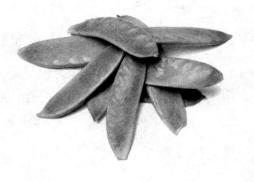

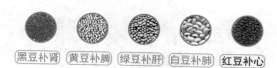

別用水浸透，洗净；瘦肉用水洗净。加适量水，猛火煲开后放入全部材料，待水再开，用中火煲约3小时，以细盐调味即可。

功效：清热解毒，利尿祛湿，健脾开胃，营养身体。适合一家人日常佐膳饮用，尤其是饮食无胃口、小便不顺畅者，可用此汤作食疗。

消暑薏米双豆冬瓜淡菜汤

原料：冬瓜640克，生薏苡仁80克，红豆80克，炒扁豆40克，新鲜荷叶1块，淡菜120克，陈皮1块。

制法：冬瓜（连皮、瓤、瓜仁一起使用），洗净之后，切块；生薏仁、红豆、炒扁豆、新鲜荷叶和陈皮分别浸洗干净；淡菜用水浸软，剪去须状物，连同冬瓜、生薏苡仁、红豆、炒扁豆和陈皮放入煲开的水中，继续用慢火煲3小时左右，放入新鲜荷叶，略滚，以少许盐调味即可。

功效：清热消暑，增加食欲。小儿患"夏季热症"，家长除了应带患儿往医院处就诊，并服药治疗之外，也可以煲此汤给患儿服用。

红豆冬瓜花鱼汤

原料：红豆80克，冬瓜640克，川草薢40克，陈皮1块，葱条5根，花鱼1条（约320克）。

制法：花鱼去鱼鳞、鳃及内脏，洗净抹干，用姜油起锅，放入花鱼，煎至微黄色，以除腥味。红豆和陈皮用水浸透，洗净。

五豆补五脏
超便捷的五脏调养方

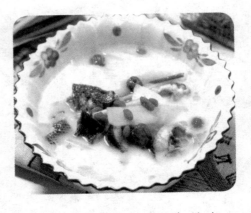

冬瓜用水洗净，保留瓜皮、瓜瓤和瓜仁，切厚块。川萆薢用水洗净。葱条用水洗净，去根、切段。用适量水，猛火煮至水开，用中火煮3小时放入葱段，水稍开，以细盐调味，即可佐膳饮用。

功效： 健脾益心，利水祛湿，理气消肿。适用于周身骨痛，疲倦懒动，食欲不振。尤其是天气潮湿、雨水多的季节，感觉身体疲倦、食欲不振，小便少，更宜作食疗汤水用。